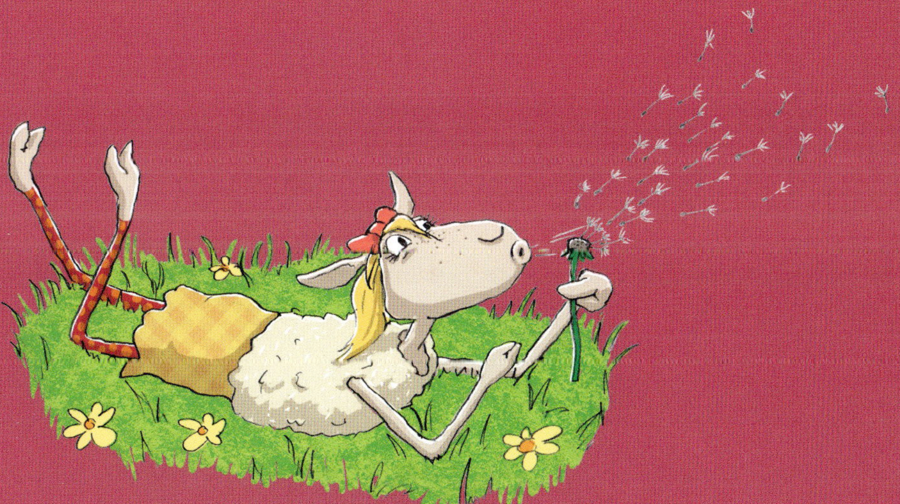

Dr. med. Claudia Croos-Müller

Alles gut
Das kleine Überlebensbuch

Soforthilfe bei Belastung, Trauma & Co.

Mit Illustrationen von Kai Pannen

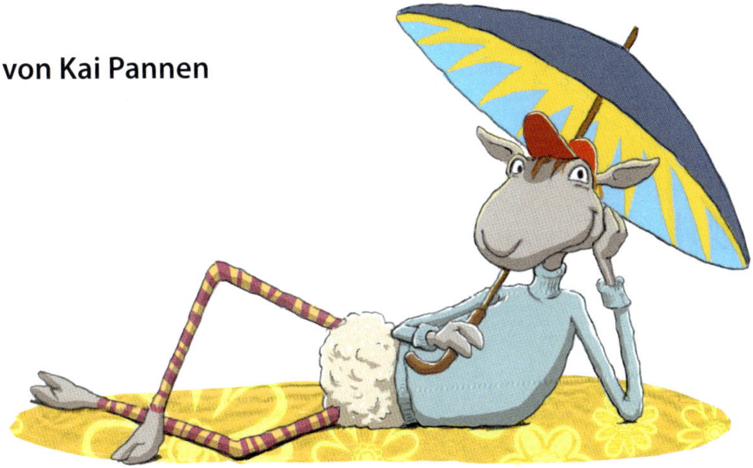

KÖSEL

9 x 3 Soforthilfe-Übungen für gutes Überleben

In diesem Buch findest du folgende Übungen:

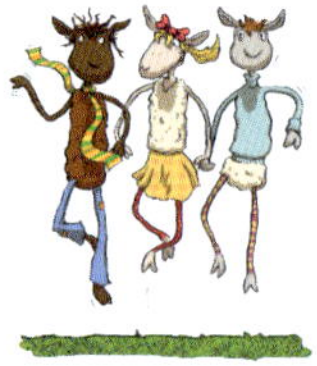

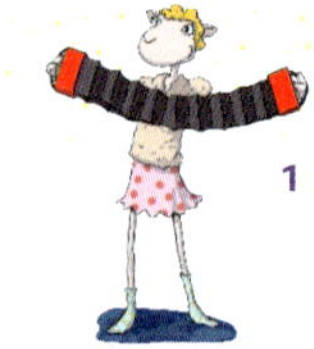

1 Atmen

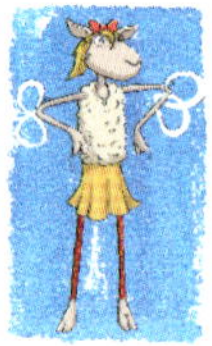

2 Arme bewegen

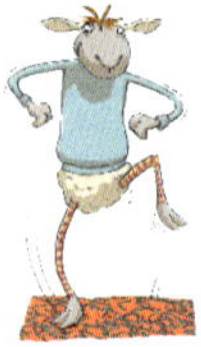

3 Körper und Beine bewegen

4 Gesicht bewegen

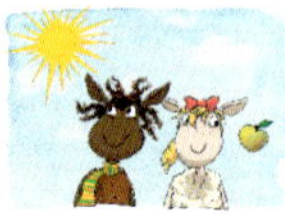

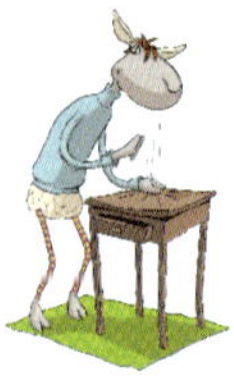

5 Hände bewegen

6 Aufwärtsbewegung

7 Brust und Rücken stabilisieren

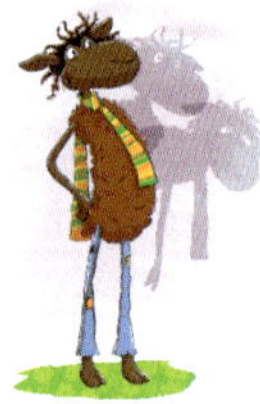

8 Gute Berührung

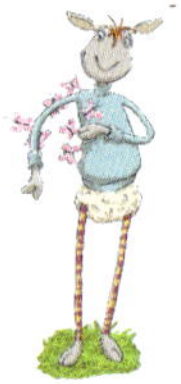

9 Kraft-Bewegung

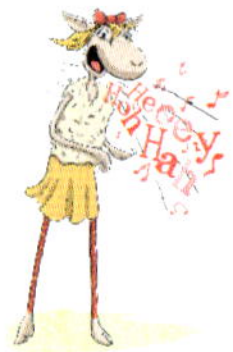

Alle 9 x 3 Übungen auf einen Blick findest du auf den Seiten 16 / 17.

Warum dir die Übungen helfen

Diese kleinen Körperübungen sind kraftvolle »Nebenbei-Körperübungen« gegen Alltagsschrecken und großen Schrecken, gegen Erstarrung, Sprachlosigkeit und Hilflosigkeit und gegen Gefühle von Angst, Wut, Verzweiflung.
Mit den Übungen kannst du

- ohne Kraftaufwand dagegenhalten,
- dich lebendig und
- handlungsfähig fühlen.

Das Besondere an ihnen:

- Sie beeinflussen sofort deine Gefühle,
- deine Gedanken und dein Tun.
- Sie beruhigen und ermutigen dich.
- Du fühlst dich befreit und entlastet.

Alles-gut-Körperübungen werden von deinem Gehirn sofort verstanden und übersetzt:

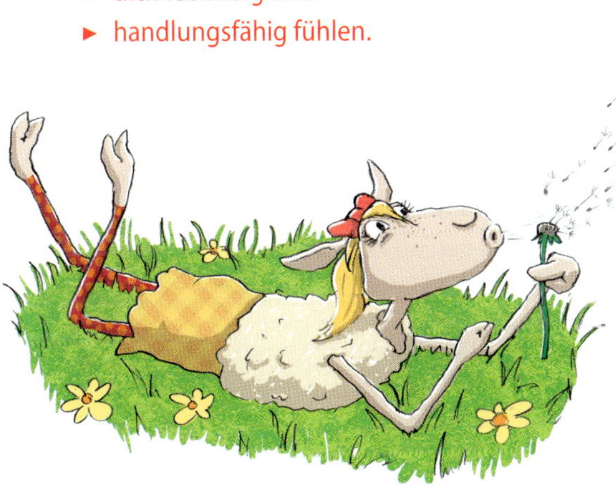

Ich werde mit dieser Situation fertig.
Basta. Aus. Und nichts anderes.

Die BODY 2 BRAIN CCM® Methode: Körperübungen für Gehirn und Gefühle

Mit Embodiment, der Wechselwirkung zwischen Körper und Psyche, beschäftigen sich die Kognitionswissenschaften mit großem Interesse und vielen Erkenntnissen. Mit den BODY 2 BRAIN CCM® Embodiment-Übungen kannst du selbst professionell für dich sorgen. Die Übungen bringen deinen Körper, deine Gefühle und deine Gedanken in hilfreiche Bewegung, mit dem Ziel, Belastung und Trauma und die Erinnerung daran abzuschütteln.

- Trotz äußerer Belastungen oder Bedrohung kannst du mit BODY 2 BRAIN CCM® für deinen emotionalen und mentalen Schutz sorgen.
- BODY 2 BRAIN CCM® Bewegungen können dich befreien von Gefühlen wie Hilflosigkeit, Ohnmacht und Sprachlosigkeit durch Angst und Schrecken.
- BODY 2 BRAIN CCM® Bewegungen können dir ein Gefühl von Lebendigkeit und Selbstwirksamkeit geben.
- Bereits die Vorstellung, die Erinnerung oder die Gedanken an einzelne BODY 2 BRAIN CCM® Übungen können in deinem Gehirn durch Nervenverbindungen zu einem Gefühl von Sicherheit, Kraft oder Selbstberuhigung führen.
- Regelmäßiges Üben ist ein gutes Stabilisierungstraining für deine Nerven und eine ausgezeichnete Vorsorge im Fall von Belastung und Trauma.

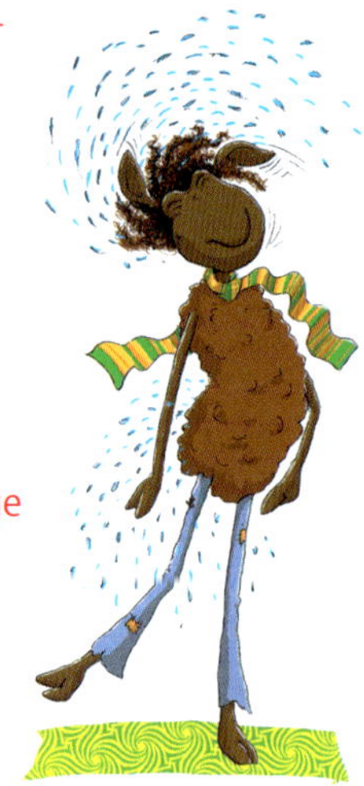

Die BODY 2 BRAIN CCM® Methode und bilaterale Stimulation

Du wirst in diesem Buch Übungen mit einem abwechselnden Rechts-links-Muster finden. Das wird als bilaterales Stimulieren bezeichnet und ist die Vorgehensweise bei EMDR. Die EMDR-Methode (Eye Movement Desensitization and Reprocessing) hat sich bei der Traumabehandlung bewährt. Es entsteht dadurch im Gehirn wieder ein geordneter Rhythmus (siehe dazu www.emdria.de). Die Kombination aus BODY 2 BRAIN CCM® Übungen mit Rechts-links-Rhythmus hilft deinem Gehirn,

- sich durch kluge Körperaktivität schneller wieder zu sortieren,
- auf dem Boden der Tatsachen handlungsfähig und
- zuversichtlich zu sein (statt völlig durcheinander oder komplett außer Betrieb).

Rechts-links-Bewegungen können Schreckstarre in deinem Gehirn auflösen.

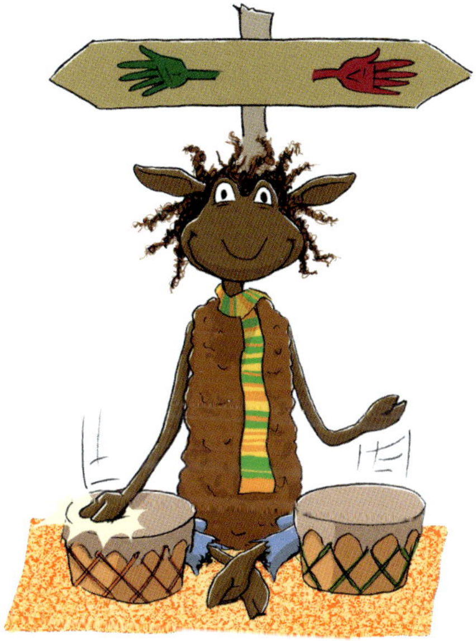

Wie du dieses Buch (be)nützen kannst

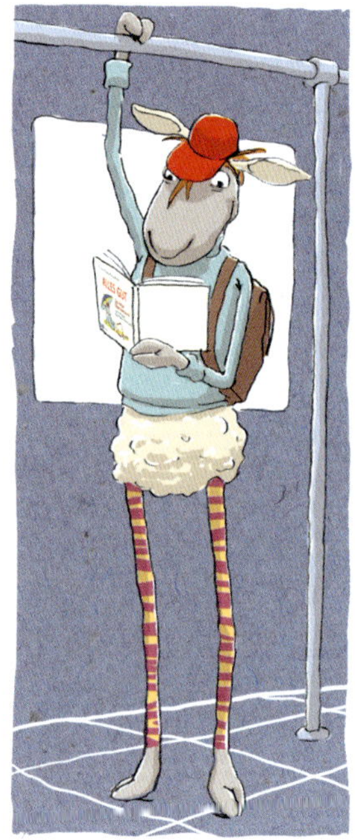

- Stell dir aus den folgenden BODY 2 BRAIN CCM® Übungen dein Erste-Hilfe-Programm zusammen.
- Was für jedes Fitnessprogramm gilt – egal, ob für deine Muskeln oder für dein Gehirn und deine Gefühle: je öfter und regelmäßiger, desto wirkungsvoller.
- Beginne beim Aufstehen, denn ein guter Tag fängt morgens an.
- Mach mehrfach am Tag eine Übung als schönes Überlebenstraining und
- mach abends weiter.
- Probiere auch immer wieder eine neue Übung – experimentiere.
- Dreimal am Tag, wie eine Medizin eingenommen.

Und als Geschenk für deine Freunde ist dieses Buch vielleicht auch eine große Lebenshilfe – gleich oder irgendwann.

Mach die Alles-gut-Übungen, die dir die vier tapferen Schafe auf den folgenden Seiten zeigen.

Warum du dieses Buch (be)nützen sollst

Mindestens immer dann,

- wenn dir ein Schrecken begegnet ist,
- wenn du noch tagelang zitterst,
- wenn du immer wieder daran denkst oder gar davon träumst.

Vor allem aber dann,

- wenn du nach Monaten und Jahren immer wieder so reagierst,
- wenn du das Gefühl hast, kein Glück und keine Zukunft mehr zu haben,
- wenn dich komische Schmerzen plagen,
- wenn du glaubst (oder andere es dir einreden), dass du nicht mehr ganz bei Trost (oder vielleicht schon verrückt?) bist.

Spätestens dann solltest du unbedingt deine mentale Stabilität wiederherstellen.

Du kannst mit den Übungen gegen Belastung und Trauma-Einfluss

- dich wehren oder davonlaufen,
- schon mal vorsorglich trainieren,
- dann sogar anderen helfen
- und ein Held werden.

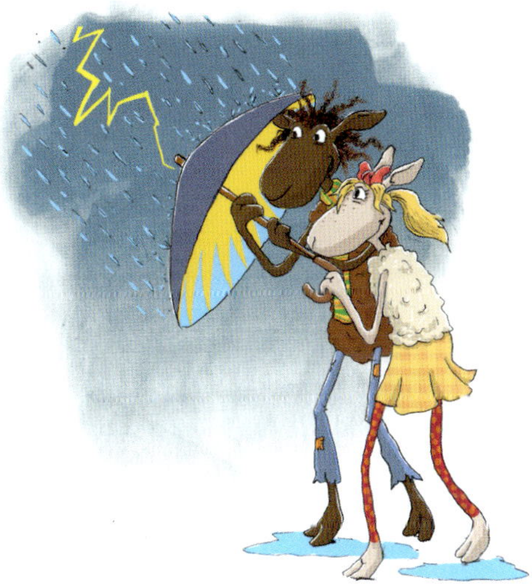

Was du über dich und deine Fähigkeiten wissen solltest

Dein Gehirn

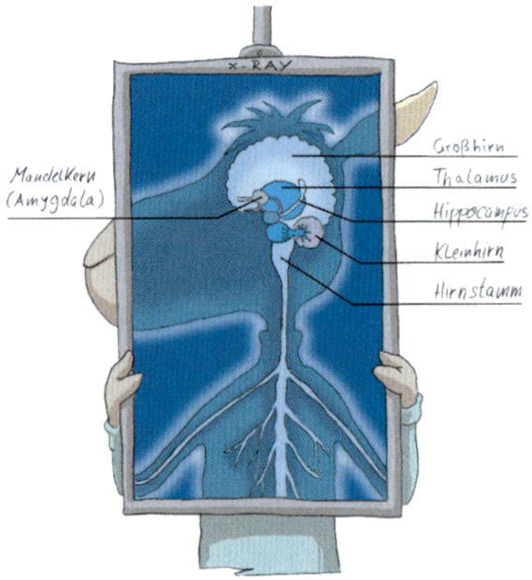

Alles zum Leben und Überleben steckt in deinem klugen Kopf.

Du bist stolzer Besitzer von etwa 100 Milliarden Neuronen (Nervenzellen), die durch etwa 100 Billionen Synapsen (neuronale Verknüpfungen) eng miteinander verbunden sind. Durchschnittlich ist eins deiner Neurone mit 1000 anderen Neuronen von dir verbunden. Die Länge aller Nervenbahnen deines Nervensystems beträgt dadurch etwa 5,8 Millionen Kilometer. Das entspricht dem 145-fachen Erdumfang, wow! Daraus kannst du wirklich etwas Schönes machen!

- Dein **Großhirn** nimmt alle Erlebnisse auf und verarbeitet sie zu Gedanken, Reaktionen und Erinnerungen – egal, ob gut oder schlecht. Hören und Sehen, Sprechen und Denken, Bewegung – all deine Fähigkeiten, die du gelernt hast und die du steuern kannst, haben hier ihre Heimat. Zum Großhirn gehört auch dein limbisches System mit den wichtigen Funktionen Gedächtnis und Belohnung, und vor allem Erkennen und Verarbeiten von Gefühlen. Auch die Amygdala – dein Mandelkern – ist hier zu Hause (dazu für dich noch mehr Wissenswertes im Kapitel »Wo und warum Trauma und Belastung sich auswirken«).

- In deinem **Zwischenhirn** werden deine Erlebnisse und die damit verbundenen Gefühle verarbeitet – nämlich zu entsprechenden Hormonen und Neurotransmittern. Die werden weitergeleitet und beeinflussen deine Gesundheit – im Guten wie im Schlechten.
- Dein **Hirnstamm** nimmt diese Botenstoffe auf und steuert damit deine Herzfrequenz, deine Atmung, deinen Schlaf- und Wachrhythmus, deinen Blutdruck, deine Körpertemperatur und deinen Appetit und Wasserhaushalt.
- Dein **Kleinhirn** koordiniert deine Bewegungen und sorgt für dein Gleichgewicht, es arbeitet eng mit deinem Großhirn zusammen und ist an Lernvorgängen beteiligt.

Neuronale Plastizität

Ganz wichtig für dich zur Bewältigung von Belastung und Trauma: Alle deine Nervenzellen und Gehirnbereiche verfügen über Veränderungsfähigkeit zur Optimierung ihrer Funktion. Diese sogenannte neuronale Plastizität kannst du nutzen, selbst wenn es dich schicksalhaft mal böse erwischt hat, um mit Zuversicht, Training und etwas Geduld dein Nervenkostüm so zu renovieren, dass es für dich wieder passt.

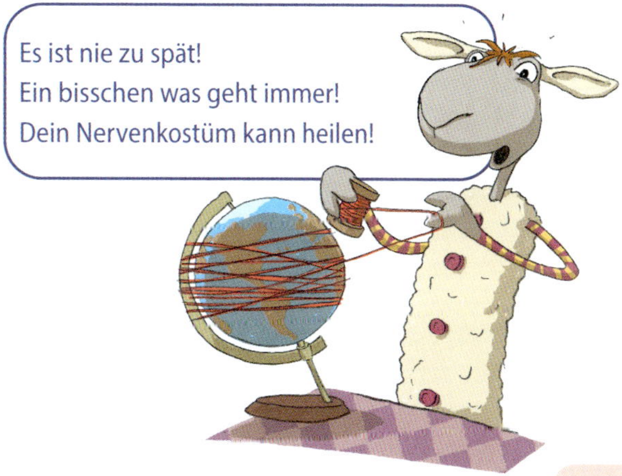
Es ist nie zu spät!
Ein bisschen was geht immer!
Dein Nervenkostüm kann heilen!

Du hast noch mehr Fähigkeiten und Gehirnpotenzial

Selbstwirksamkeit

Sehr hilfreich in schwierigen Zeiten: deine Überzeugung, belastende Situationen irgendwie bewältigen zu können, eine schöne Lösung und einen guten Ausweg für dich zu finden. Ein gutes Gefühl, das du trainieren kannst:

Selbstwirksame self-efficacy ist eine großartige Fähigkeit deines Großhirns. Du hast das Zeug dazu!

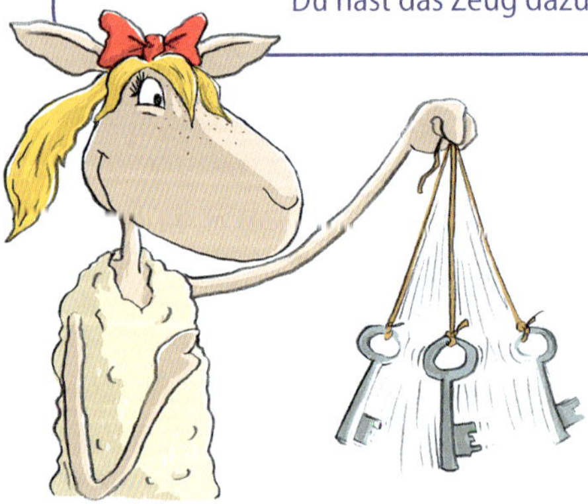

Carpenter- und Kohnstamm-Effekt

Ein interessantes Phänomen und im Zusammenhang mit Selbstwirksamkeit und Resilienz ganz wichtig: Schon durch das Sehen einer Bewegung, aber sogar allein durch das konzentrierte Denken oder die Vorstellung an eine Bewegung aktiviert dein Gehirn die entsprechenden Muskeln zu unsichtbaren, aber messbaren Muskelbewegungen. Deshalb hat es schon einen kleinen Alles-gut-Effekt, wenn du dir die folgenden Übungen intensiv vorstellst.

Am liebsten aber hat es dein Gehirn, wenn es durch tatsächliche BODY 2 BRAIN CCM® Aktivitäten deines Körpers in Echtzeit viele schöne Stabilisierungsübungen erleben darf.

Resilienz

Egal, wie hilflos oder schwach du dich fühlen magst: Du hast Resilienz – psychische Widerstandsfähigkeit gegen Krisen, Trauma und sonstigen Mist. Und dank deines Gehirns und seiner großartigen Fähigkeiten samt neuronaler Plastizität kannst du deine Resilienz stärken – unter anderem mit BODY 2 BRAIN CCM® Übungen.

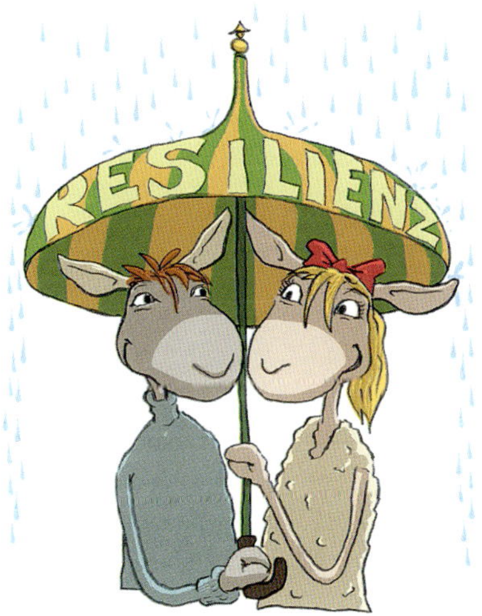

- Du kannst also immer auch dein eigener Therapeut sein
- und für dich sorgen während oder nach einer Belastung, einem Schreck oder Trauma.
- Selbst wenn du zusätzlich noch Spezialisten brauchst, auf der Suche bist oder warten musst: Nutze die Zeit und tu schon mal was für dich!
- Aus vielen guten Kleinigkeiten kann ein schönes Ganzes werden.

Dein Körper und dein Gehirn sind tolle Teamplayer, sie teilen schöne Erlebnisse gern miteinander – und: Sie lassen dich davon profitieren!

Du wirst robuster und weniger verwundbar.

Was du über Belastung, Trauma & Co. wissen solltest

Deine grundlegenden Lebensbedürfnisse (und übrigens auch die eines jeden Lebewesens) sind Sicherheit und Geborgenheit, Vertrauen und Verlässlichkeit, Liebe und Wertschätzung, Frieden und Harmonie.
Auf diese Lebensfundamente wirken belastende und traumatische Erlebnisse wie ein Erdbeben: Manchmal gibt es nur einen kleinen Ruck, manchmal kleine Risse, manchmal große Erschütterungen und Verwerfungen.
Bedenklich wird´s immer dann, wenn du

- eine extrem erschreckende Situation oder ein gefährliches Ereignis erlebst,
- dabei ein lebensbedrohliches Gefühl in dir verspürst,
- in diesem Augenblick Hilflosigkeit und Ohnmacht fühlst
- und dadurch wie gelähmt bist: körperlich, geistig, emotional, sogar verbal.

Strapazierte Nerven sind anfälliger für Beschädigung. Aber selbst Nerven wie Drahtseilen wird es manchmal zu viel. Das ist eine normale Reaktion deiner Psyche auf außergewöhnliche Erlebnisse.

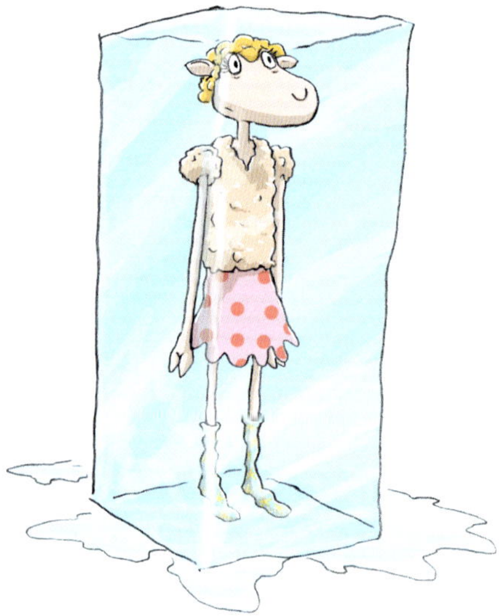

Wo und warum Trauma und Belastung sich auswirken

Böse Erlebnisse und Erinnerungen möchten sich als Störenfriede im Gehirn niederlassen! Ihr Lieblingsplätzchen ist deine Amygdala – dein Mandelkern. Dieser Gehirnbereich spielt eine wichtige Rolle bei der emotionalen Bewertung, Wiedererkennung und Analyse möglicher Gefahren. Die Amygdala ist immer aufmerksam und hat für den Notfall ein paar blitzschnelle Reaktionen auf Lager:

- Kampfmodus – Fight, mit Mordswut und Angriffslust
- Fluchtmodus – Flight, mit Angst, Panik und Auf-und-davon-Reaktion
- Erstarrungsmodus – Freeze, mit Ich-bin-nicht-mehr-da-Totstellreflex, wenn Kampf oder Flucht nicht möglich sind

Die dabei produzierten Stresshormone sind prima Energiespender für Kampf oder Flucht, und meist bleibt dabei nichts von ihnen übrig. Im Erstarrungsmodus aber sausen sie leider nur im Gehirn herum, machen unerfreuliche Körperreaktionen und schränken Denken und Handeln ein. Leider entsteht daraus vielleicht auch noch ein Flashback-Muster: überfallartige Trauma-Erinnerung – mentale Nachbeben.

Frechheit! Lass dir das bloß nicht gefallen! Im Schadensfall solltest du gleich mit Reparatur und Wiederaufbau beginnen.

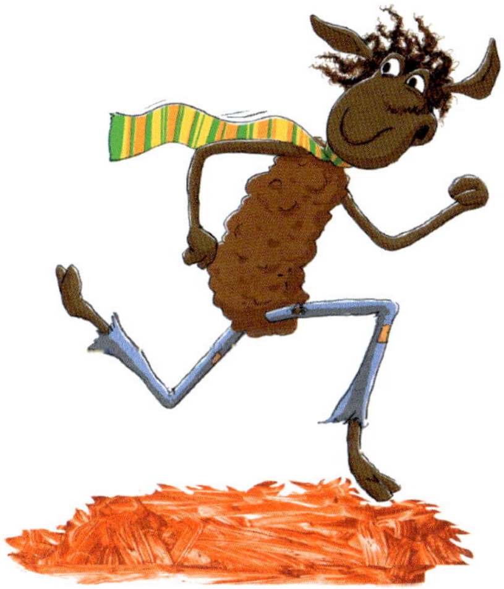

Wie Belastung, Trauma & Co. sich bemerkbar machen

Akute Belastungen bewirken akute körperliche und psychomentale Reaktionen – das ist ganz normal. Eine akute Belastungsstörung

- dauert Stunden bis Tage, gelegentlich auch mal Wochen, aber dann ist´s auch wieder gut;
- macht erst mal ziemlich heftige und wechselnde Gefühlsschwankungen: traurig sein oder Wut und Aggression oder eine »Glasglocke«;
- verursacht »Körper-Ärger« wie Schwitzen, Herzrasen, Schmerzen, Übelkeit und sonst was;
- stört den Schlaf und produziert Albträume;
- lässt plötzliche Ängstlichkeit, Panik und Schreckhaftigkeit entstehen;
- spielt dir vielleicht mit Flashback und Dissoziation üble Streiche;
- lässt dich an deinem Verstand zweifeln.

Aber du bist nicht verrückt, nur das Trauma spielt verrückt!

Wenn der ganze Spuk

- länger dauert – Monate oder Jahre,
- deine körperliche Gesundheit anknabbert oder attackiert,
- deine Nerven in ständiger Spannung hält und
- deinen Lebensplan und deine Fähigkeiten untergräbt,

ist eine posttraumatische Belastungsstörung (PTBS) am Werk.

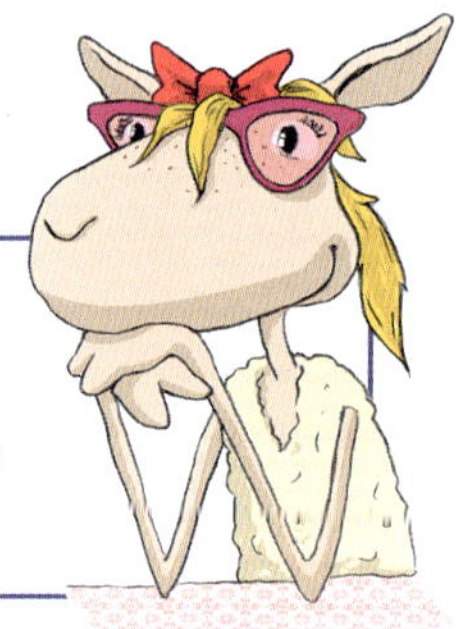

Gegen Störungen durch Trauma musst du – dir zuliebe – einen klugen Masterplan entwickeln.

Du bist nie allein: Vier tapfere Freunde als treue Begleiter

In Zeiten großer Belastung oder bei einem Trauma einen Beschützer zu haben, eine starke Schulter zum Anlehnen: Das wäre theoretisch super. Dein Gehirn und dein sogenanntes Inneres Kind (ein Begriff aus der Psychologie für Kindheitserfahrungen und Kindheitsverhalten) brauchen in solchen Augenblicken aber auch wirklich Schutz, Hilfe und Trost. Als Kind hattest du vielleicht Mama und Papa oder sonst einen guten Menschen als Zuflucht oder ein Lieblingsspielzeug zum An-dich-Drücken? Falls du solche hilfreichen Basis-Erinnerungen nicht hast: Nimm die vier Gute-Laune-Schafe Oscar, Emily, Willy und Marie und ihre BODY 2 BRAIN CCM® Übungen als deine zuverlässigen Freunde und Begleiter. Sie zeigen dir in diesem Buch stabilisierende Alles-gut-Übungen und sind für dein Gehirn und für deine Gefühle hilfreiche Leuchtfeuer statt dunkler Trauma-Tunnel. Sie zeigen dir Auswege.

> Du bist nie allein! Du hast deinen klugen Kopf samt wunderbarer Fähigkeiten.

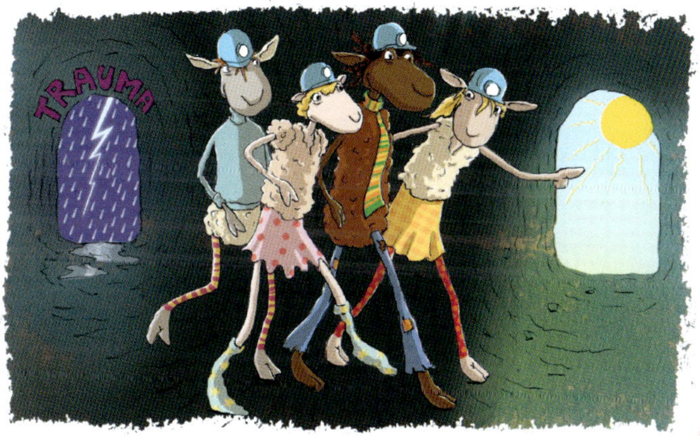

Und los geht's:
9 x 3 Soforthilfe-Übungen für gutes Überleben

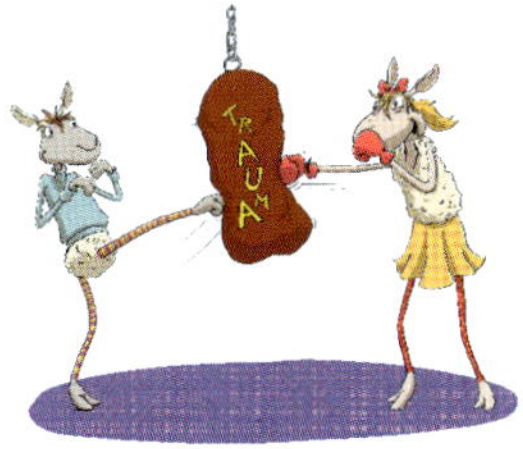

Für schwierige emotionale Momente ist ein kleiner Notfallkoffer für dich gepackt: die kostenlose App »Body2Brain« In deinem App-Store.

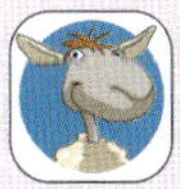

Übung 1

Atmen

Strohhalm-Atmen

Ob du nun einen Strohhalm hast oder nicht:
Forme deine Lippen zu einem schönen Rund,
das einen dicken Strohhalm umschließt.
Und nun sauge intensiv die Luft
ein: Ufffhhh!
Schön langsam und genussvoll:
Ufffhhh!
Sauge sie ein: wunderbare, angenehme, zarte Luft.
Vielleicht magst du sie als kühle Luft, als
Cool-Effekt.
Vielleicht bevorzugst du wärmende Luft.
Sauge sie durch deinen Strohhalm ein.
Immer in einem schönen ruhigen Rhythmus.
Lass die Luft sich in deinen beiden Lungenflügeln ausbreiten: Aaaahhh!

Strohhalm-Atmen stärkt deine Lebendigkeit und Leichtigkeit.

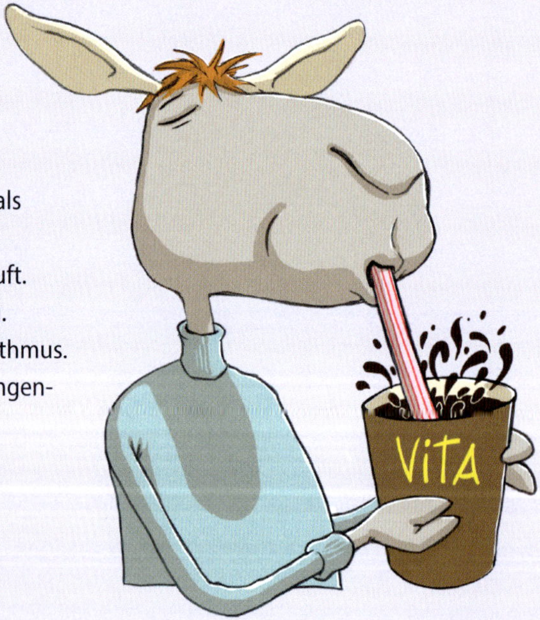

Übung 1

Atmen

Abschnauben

Die Luft, die du so schön eingeatmet hast, muss im Austausch auch wieder ausgeatmet werden.
Und wieder sind deine Lippen aktiv:
Lasse sie jetzt ganz locker und blubber die Luft heraus: Brrr! Brrr! Brrr!
Noch ein bisschen lockerer beim nächsten Ausatmen.
Und noch ein bisschen mehr blubbern: Brrr! Brrr! Brrr!
Deine Lippen dürfen dabei vibrieren und ein wenig tanzen.
Vielleicht entsteht eine kleine Melodie dabei: Brrr! Brrr! Brrr!
Pferde können das besonders gut.
Aber was die können, kannst du auch:
Brrr! Brrr! Brrr!

Schön im Wechsel:
Strohhalm-Einatmen und Abschnauben-Ausatmen.

Über den Tag verteilt bringt dir das vielfache Erleichterung.

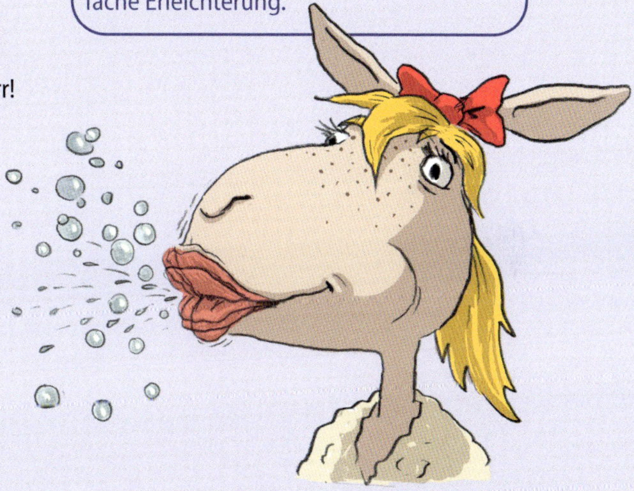

Übung 1

Atmen

Ziehharmonika

Ziehharmonika spielen kann wirklich ganz einfach sein. Du brauchst nur deinen Körper und deinen klugen Kopf.
Stell dir vor, dass du vor deinem Körper in Brusthöhe in deinen Händen eine kleine Ziehharmonika hältst.
Und nun breite deine Arme nach rechts und links aus, zieh die Ziehharmonika dabei weeeeiiiit auseinander, damit sie Luft einsaugen kann.
Du kannst dabei mit Strohhalm-Atmen für dich das Gleiche tun.
Und jetzt drücke die Ziehharmonika laaangsaaam wieder zusammen, sodass die Luft darin langsam entweichen kann.
Bis sich deine Handflächen berühren: Pffft Pffft.
Du kannst dabei dein Ausatmen als Abschnauben variieren.

Arme weeeeiiiit ausbreiten und dabei Strohhalm-Einatmen.
Arme schließen, deine Handflächen zuletzt gegeneinanderdrücken – alles muss raus – und abschnaubend ausatmen.

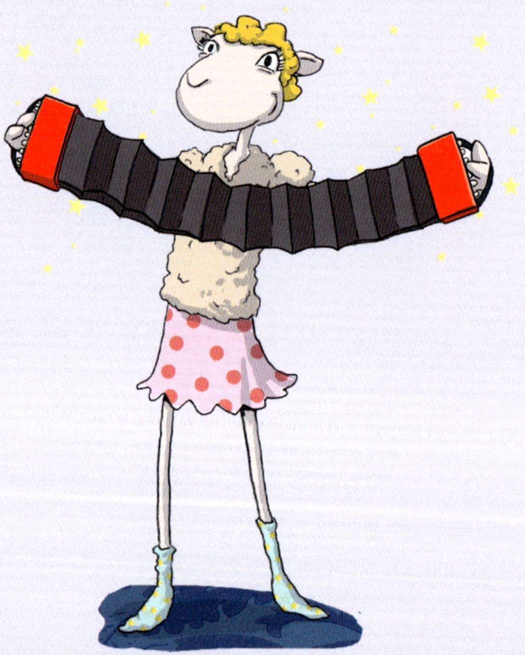

Warum »Strohhalm-Atmen«, »Abschnauben« und »Ziehharmonika« hilft

Atmen musst du sowieso. Je bewusster und je kraftvoller, desto besser – gerade und besonders bei Belastung und Angst.
Je mehr dein Gehirn mit Sauerstoff versorgt wird, desto besser kann es denken.
Je mehr deine Brust sich bewegen und weit werden darf, desto mehr entsteht in deinen emotionalen Gehirnbereichen ein Gefühl von Kraft und Selbstwirksamkeit.
Und die Bewegung in deinem Gesicht, besonders im Wangen- und Lippenbereich, bewirkt ebenfalls ein Gefühl von Präsenz und Wachheit. Die dabei beteiligten Gesichtsnerven schicken diese Botschaften an dein Großhirn mit entsprechender Weiterverbreitung in alle anderen wichtigen Abteilungen.
Die Entspannung der beteiligten Muskeln wird von deinem Nervensystem auch als Entspannungssignal übernommen.

Die rhythmischen Bewegungen deiner Arme verstärken diesen Effekt, denn die dabei beteiligten Nerven senden deinem Gehirn die Information: Ich bin handlungsfähig.

Die Atemübungen sind schöne körperliche und emotionale Lockerungsübungen, die dir deine Lebendigkeit zeigen.
Sie helfen dir in Schocksituationen, in denen du das Gefühl hast, dass dir die Spucke wegbleibt. Oder die Worte fehlen. Oder dir vor lauter Schreck der Mund offen stehen bleibt und der Atem stockt.
Strohhalm-Atmen, Abschnauben und dabei gleich noch Ziehharmonika spielen sind schöne Gegenmittel.
Sie bringen dich körperlich und emotional in Schwung.

Übung 2

Arme bewegen

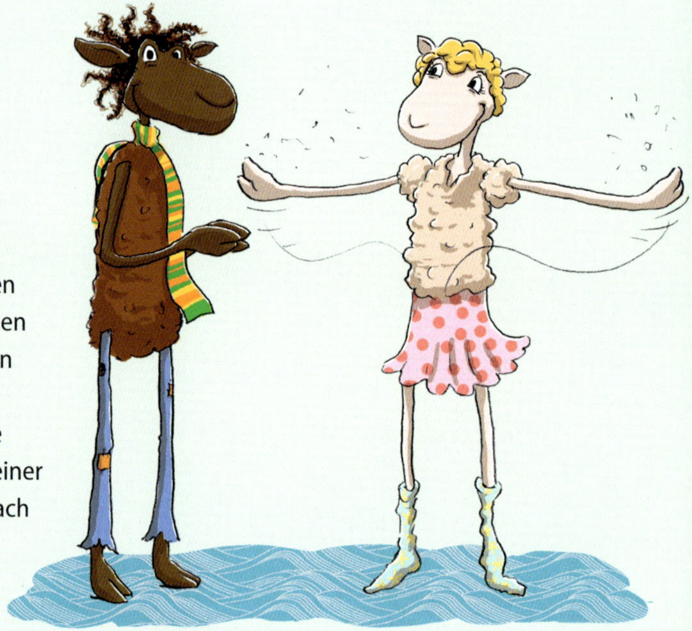

Schwimmen

Ob du nun Nichtschwimmer bist, ob gerade kein See da ist oder ob du wasserscheu bist: Dieses Schwimmen geht immer. Nimm deine Arme dicht vor deinen Oberkörper, lege deine Handflächen aufeinander, mit den Fingerspitzen nach vorne. Nun strecken sich deine Arme, die Fingerspitzen immer voraus, mit einer schönen kraftvollen Bewegung nach vorne. Und jetzt gehen deine Arme auseinander (sie schieben quasi das Wasser rechts und links zur Seite). Und gleich noch ein Schwimmzug. Und noch einer!

Beim Trockenschwimmen gegen Trauma kannst du nicht untergehen!

Arme bewegen

Schulterwurf

Eine schöne Übung im Rechts-links-Muster (bilaterale Stimulation):
Bewege deine Arme, abwechselnd mal rechts, mal links, mit Schwung von vorne über deine Schulter nach hinten.
Stell dir vor, dass du alles Belastende mit Schwung nach hinten wegwirfst und hinter dir lässt.
Schwupps, über die Schulter!
Und noch mal: Schwupps!
Über die andere Schulter.

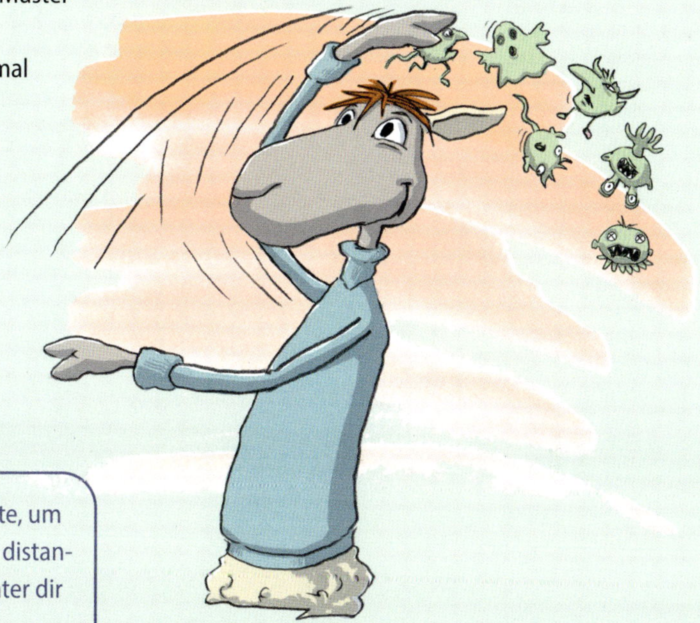

Eine schöne Ist-mir-doch-egal-Geste, um dich von Belastung und Trauma zu distanzieren und Erinnerungen daran hinter dir zu lassen.

Übung 2

Arme bewegen

Ellbogen kreisen und stoßen

Wenn du schon gerade beim Armebewegen bist:
Mach gleich weiter mit Ellbogenkreisen.
Winkel deine Arme ein wenig ab, mit den Ellbogen nach außen.
Und nun mach abwechselnd Kreise – mal mit dem rechten Ellbogen, dann mit dem linken.
Nun kannst du eine Drei mit deinem Ellbogen in die Luft malen.
Abwechselnd mit dem linken und dem rechten Ellbogen.

Und jetzt ein kleiner Stoß nach hinten mit dem Ellbogen. Zack!
Abwechselnd rechts – zack! – und links – zack!

Eine fröhliche BODY 2 BRAIN CCM® Übung in Kombination mit bilateraler Stimulation!

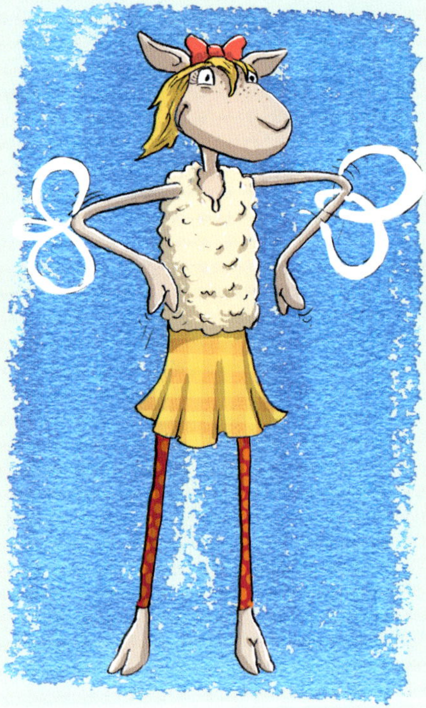

Ellbogen aktivieren ist eine gute Sache, um Belastung und Trauma gedanklich und emotional wegzuhauen.

Warum »Schwimmen«, »Schulterwurf« und »Ellbogen kreisen und stoßen« hilft

Mit diesen Übungen tust du dir viel Gutes, denn sie haben einen Vielfach-Effekt:

- Die Motorik- (Bewegungs-)Areale in deinem Großhirn und die Koordinationsareale in deinem Kleinhirn sind dadurch sehr aktiv, denn sie wollen ja schließlich alles richtig machen. Das ist ein gutes Ablenkungsmanöver gegen belastende Gedanken.
- Es sind sehr kraftvolle Übungen. Kraftvolle Bewegungen sind ein gutes Gegenmittel gegen Schwächegefühle und Hilflosigkeit, die sich bei Trauma gerne einstellen. Die Nervenbahnen deiner Arme signalisieren diesen Krafteinsatz deinem Gehirn, was entsprechend positive Emotionen und stabilisierende Neurotransmitter bewirkt.
- Bei Bewegung entstehen immer Endorphine, die schmerzlindernd und beruhigend wirken.
- Und es sind »draufgängerische« und witzige Bewegungen, die deinem Körper und deinem Gehirn Spaß machen (wenn du ihnen das erlaubst), wodurch antidepressive Hormone produziert werden.
- Der Rechts-links-Rhythmus ist dabei ein super Verstärker.

»Arme bewegen« signalisiert dem Gehirn Kraft und Selbstwirksamkeit – statt lähmende Angst. Mach deinem Gehirn die Freude, durch Bewegungen Lebendigkeit zu erleben und stärkende Neurotransmitter für dich zu produzieren.

Übung 3

Körper und Beine bewegen

Stampfen und breitbeinig gehen

Das ist nun total einfach.
Stehe erst mal ein wenig breitbeinig da.
Und nun hebe erst das eine Bein und setze es dann stampfend wieder auf.
Und nun das andere Bein: anheben und stampfend wieder aufsetzen.
Und rechts. Und links.
Und stampf. Und stampf.

Und nun gehe einige Schritte vorwärts.
Breitbeinig und stampfend.
Rechts. Und links.
Und breitbeinig. Und stampfend.

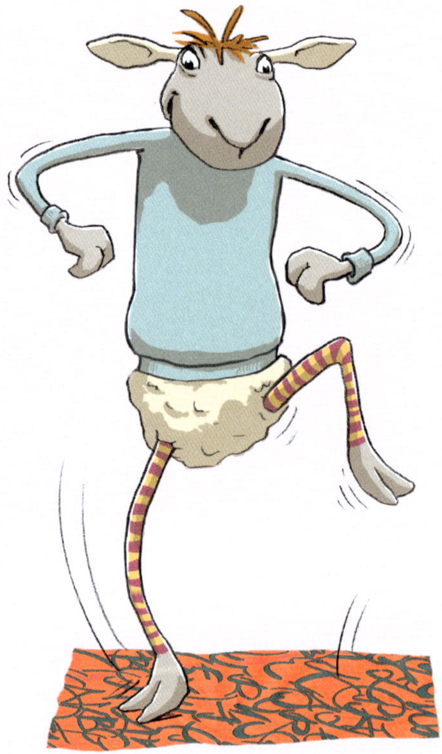

Auf diese Weise kannst du alle möglichen Belastungen in den Boden stampfen.

Körper und Beine bewegen

Sich hin- und herwiegen

Damit könntest du schon beim Stampfen und breitbeinig Gehen beginnen: dich hin- und herwiegen.
Das geht natürlich auch im Stehen, im Sitzen und auch im Bett: Wiege dich hin und her.
Drehe dabei leicht deinen Körper und deinen Kopf mit.
Hin und her,
und hin und her.

Das ist eine schöne und tröstliche, beruhigende Bewegung und ein machtvolles Mittel gegen körperliche und emotionale Angst-Lähmung.

Dich hin- und herwiegen statt zur Salzsäule erstarren tut dir wirklich gut!

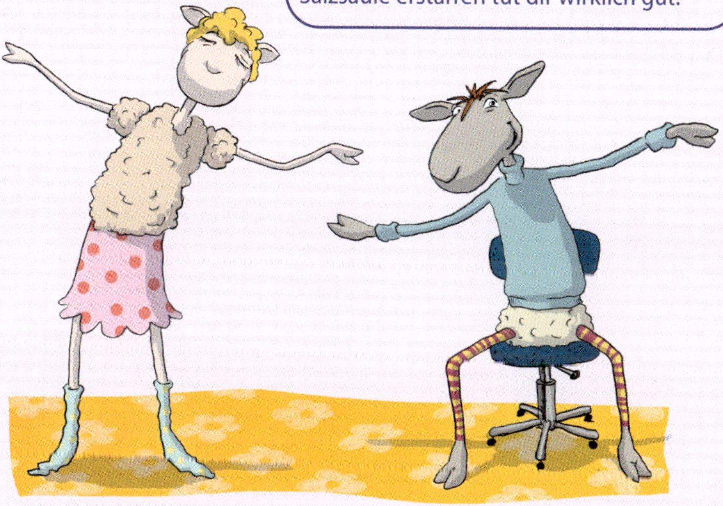

Übung 3

Körper und Beine bewegen

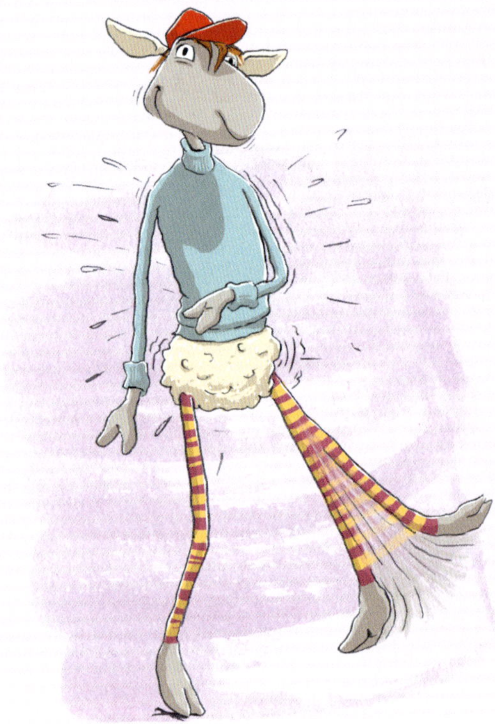

Sich schütteln

Noch so eine einfache Sache: sich schütteln.
Schüttle erst deinen rechten Arm.
Und dann deinen linken Arm.
Schüttle jetzt dein rechtes Bein.
Und jetzt das linke.
Jetzt schüttle mal den Kopf. Und deinen Oberkörper.
Und jetzt versuche, den ganzen Körper zu schütteln.
Je lockerer und je mehr, desto besser.
Wie ein Bär, der aus dem Wasser kommt und seinen Pelz abschüttelt.
Brrr!

> So kannst du gleich bei schlechten Erlebnissen reagieren: abschütteln. Und bei Flashbacks oder schlimmen Erinnerungen: Schüttel dich ab.

Abschütteln ist gut gegen Erstarrung oder lähmendes Entsetzen.
Du kannst das im Stehen, im Sitzen und sogar im Liegen machen.

Warum »Stampfen und breitbeinig gehen«, »Sich hin- und herwiegen« und »Sich schütteln« hilft

Aktives und bewusstes Schütteln deines Körpers ist eine gute Abreaktion bei Schock und emotionalen Erschütterungen, wo es durch Ausschüttung von Stresshormonen zu unkontrolliertem Zittern kommt. Mit energischem Schütteln macht dein Körper bewusste und von dir kontrollierte Bewegungen. Dein Großhirn und somit dein logisches Denken wird wieder aktiv.

> Aktiv den Körper schütteln macht dich handlungsfähig und stärkt dein Gefühl für Selbstwirksamkeit.
> Muskellockerung macht dich auch emotional wieder locker.
> Die Lockerung wird von den Muskeln über die Nervenbahnen zum Gehirn geleitet: Das bedeutet Eigenproduktion von Endorphinen: Tranquilizer-Effekt!

Beim Stampfen und breitbeinig Gehen sind die motorischen Bereiche deines Großhirns sehr aktiv und der Stampfreiz an deinen Fußsohlen wird über Nervenbahnen dem Gehirn als »geerdet sein, Boden unter den Füßen haben« signalisiert. Das führt zu einer entsprechend zuversichtlichen und kraftvollen emotionalen Haltung.
Beim Wiegerhythmus geschieht Ähnliches, aber in einem sanfteren Modus. Dieses Bewegungsmuster ist so alt wie die Menschheit. Jede gute Mutter wiegt ihr Kind hin und her, um ihm Ruhe zu vermitteln.

> Der abwechselnde Rechts-links-Stampf-Rhythmus ist ein Verstärker dieser »Da-bin-ich-Übung«.
> Der Wiegerhythmus (ebenfalls bilaterale Stimulation) ist die Melodie für »alles gut«.

Übung 4

Gesicht bewegen

Augen rollen

Das ist nun kinderleicht.
Und auch sehr hilfreich: Augen rollen.
Bewege deine Augen langsam von rechts nach links.
Und nun rolle sie wieder von links nach rechts.
Mindestens dreimal im Wechsel – gerne auch öfter.
Augen rollen geht immer.
Augenlider auf und los geht's.
Im Stehen. Im Sitzen.
Beim Gehen.
Und auch im Liegen.

Augen bewegen nach rechts und links und hin und her.
Sei dabei aufmerksam: Lass deine Augen etwas Interessantes sehen.
Oder etwas Schönes.
Vielleicht freundliche Äpfel.

Augenrollen ist eine prima Lockerungsübung gegen Schreck-Starren.

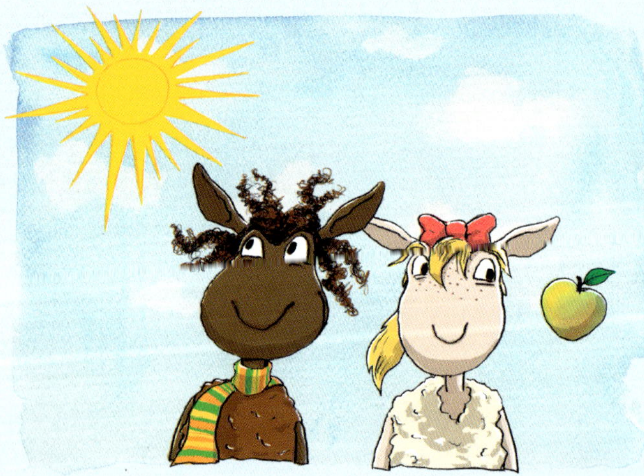

Gesicht bewegen

Mund und Zunge hin und her

Noch so eine einfache Sache.
Schiebe deine Lippen hin und her.
Deinen Unterkiefer könntest du dabei mitspielen lassen.
Deine Zunge kann im Mund auch hin- und herwandern.
Von rechts nach links und von links nach rechts.
Und jetzt: Blase deine Wangen etwas auf und schiebe die Luft von der rechten Wange in die linke Wange und wieder zurück.
Hin und her.

Egal, in welcher Lage du dich gerade befindest: Den Mundbereich ein wenig bewegen geht so ziemlich immer.

Grimassen schneiden im Rechts-links-Rhythmus ist eine gute Lockerungsübung gegen Schreck-Sprachlosigkeit.

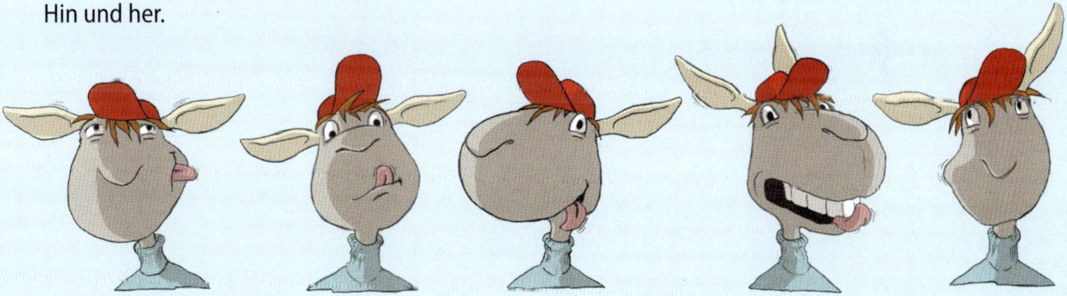

Übung 4

Gesicht bewegen

Gähnen

Ob du nun müde bist oder nicht:
Gähnen ist prima.
Öffne langsam und weit deinen Mund.
Lass deine Kiefergelenke sich locker dehnen.
Lass Luft in deinen Rachen strömen.
Denke dabei an Gähnen.
Stell dir dein gähnendes Lieblingstier vor.
Uuaaaahhh! Uuaaaahhh!
Gääääh! Gääääh!
Bis deine Augen und deine Nase dabei feucht werden:
Gääääh! Gääääh!

Gähnen ist ein prima Ist-mir-doch-egal-Mittel gegen Aufregung und aufregende Erinnerungen.

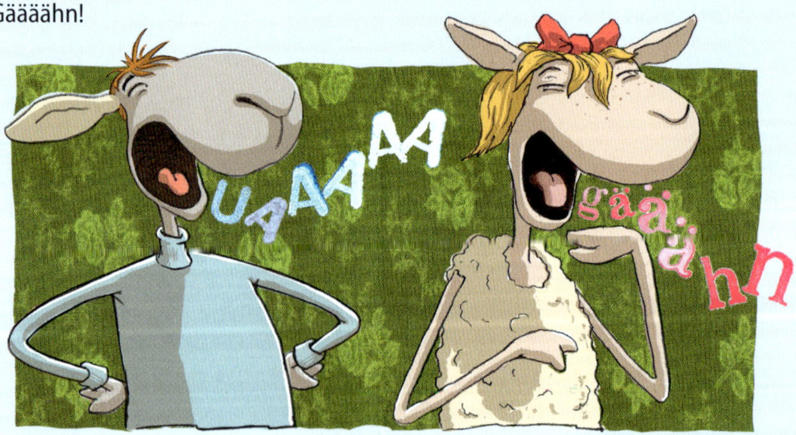

Warum »Augen rollen«, »Mund und Zunge hin und her« und »Gähnen« hilft

Diese Übungen bringen frischen Wind in dein gesamtes Gehirn.
Dein Großhirn ist gut beschäftigt beim Gesicht-Bewegen.
Beim Augenrollen und dabei etwas Interessantes sehen versorgt der Sehnerv das Sehareal mit Ablenkung. Vor allem ist es eine wichtige Bewegungsübung gegen den starren Trauma-Blick. Gleichzeitig ist es die klassische EMDR-Übung – also emotionale Stabilisierung pur.

Beim Mund-Bewegen und Gähnen sind die daran beteiligten Gesichtsnerven nicht nur mit deinem Großhirn in Kontakt, sondern vor allem mit deinem Hirnstamm, dem Bereich deiner wichtigen lebensregulierenden Funktionen wie Herzschlag, Atmung, Blutdruck. Die Mund-, Zunge- und Gähnnerven haben dort ihren Ursprung und ihre Heimat.

Besonders das Gähnen (oder wenigstens so tun) lockert die emotionalen Zentren.

Das Kleinhirn macht bei all diesen Übungen fleißig mit, denn es muss diese Gesichtsakrobatik ja schließlich koordinieren. Das macht allen Beteiligten Spaß, was wiederum zu positiven Emotionen und somit zu guten Neurotransmittern führt. Was will man mehr!

Kreative Mimik-Kunststücke kannst du immer aktiv einsetzen, wenn Schock, Schreck oder Trauma dich und deinen Mandelkern lähmen möchten oder dein Mund sich zum Schreien oder Weinen verziehen will. Nichts da!
Streck dem Trauma die Zunge raus: Äätsch!

Übung 5

Hände bewegen

Finger zählen

Das ist leicht.
Das hast du schon als Baby voller Freude und Neugier gemacht:
deine Finger anschauen, deine Finger bewegen und die Finger durchzählen:
1 – 2 – 3 – 4 – 5.
Und zwar rechts und links im Wechsel.
Fang bei deinem Daumen an,
bis zu deinem kleinen Finger.

Und nun rückwärts: 5 – 4 – 3 – 2 – 1.
Vom kleinen Finger zum Daumen.
Schau deine Finger dabei freundlich und dankbar an.

Finger zählen macht dir bewusst, dass du durchaus zurechnungsfähig bist.

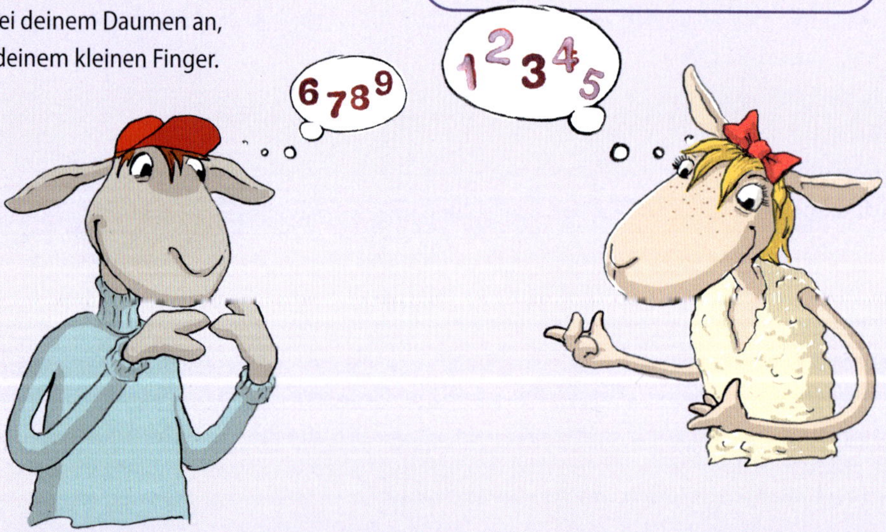

Übung 5

Hände bewegen

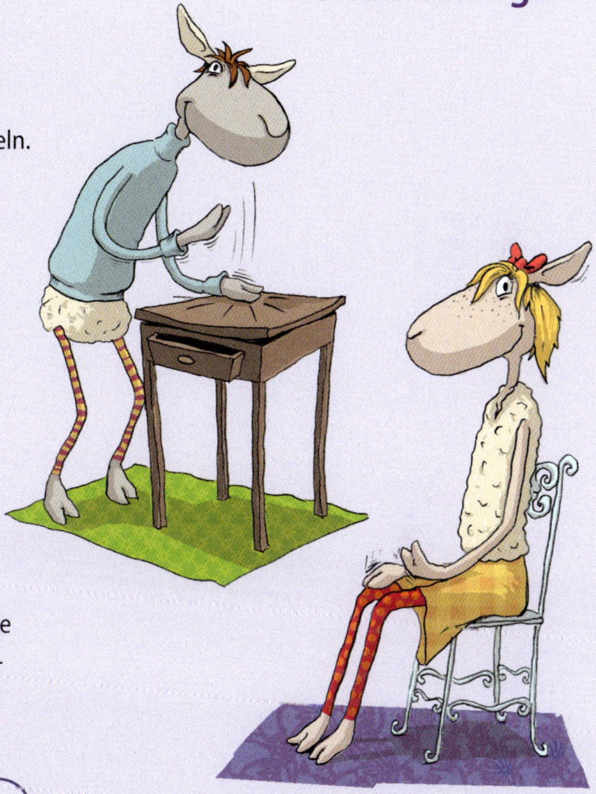

Klopfen und Trommeln

Das kannst du auch: klopfen. Oder trommeln.
Dazu brauchst du keine Trommel.
Da reicht ein Tisch. Oder deine Knie.
Egal – einfach irgendeine Unterlage.
Und jetzt klopfe mit deinen Fingerspitzen:
tack, tack.
Rechts und links im Wechsel.
Jetzt kannst du mit deinen Händen ein
bisschen trommeln:
bomm, bomm, bomm.
Rechts, links – bomm, bomm.
Eine schöne BODY 2 BRAIN CCM®
Übung im Rechts-links-Rhythmus.
Achte auf die verschiedenen Geräusche, die
deine Finger auf den verschiedenen Unterlagen machen. Spiel damit:
tack, tack – bomm, bomm.

Trommeln ist ein Lebens-Signal:
Hier! Bin! Ich!

Übung 5

Hände bewegen

Hände auf und zu

Schon wieder kinderleicht.
Und super wirkungsvoll!
Einfach deine Hände öffnen und schließen.
Hände auf. Hände zu.
Finger strecken. Finger beugen.
Und weil es wirklich so einfach ist:
mal rechts, mal links.
Immer schön im Wechsel.

Damit bringst du die Durchblutung in deinen Fingern in Schwung.
Und auch die Durchblutung in deinen Armen. Und in deinem Gehirn.

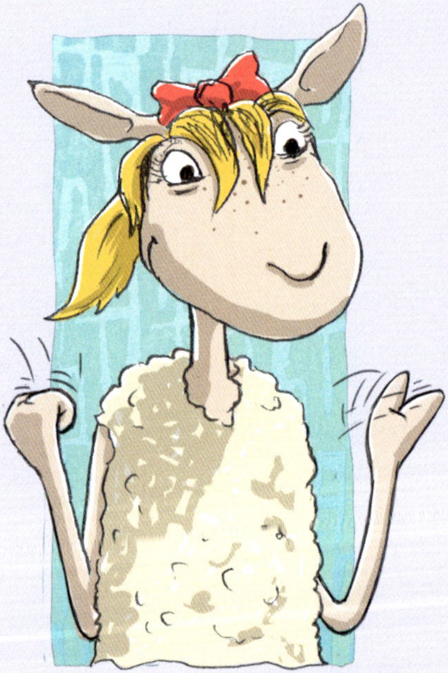

Mit »Hände auf und zu« pumpst du die Erkenntnis in dich hinein:
Ich habe alles im Griff.

Warum »Finger zählen«, »Klopfen und Trommeln« und »Hände auf und zu« hilft

Aus vielen Gründen sind das prima Alles-gut-Übungen.
Auch wenn es nur Mini-Bewegungen sind:
Du weißt, dass jede Form von Bewegung gut ist und Endorphine produzieren kann.
Ein relativ großer Bereich in deinem Großhirn beschäftigt sich mit diesen anspruchsvollen kleinen Fingerspielen. Und da es Spiele sind, machen sie deinem Gehirn auch noch Spaß.
Dadurch werden hilfreiche Neurotransmitter produziert, die deine Gefühle stabilisieren.
Dein Kleinhirn ist mit der Koordination und dem Rechts-links-Rhythmus gut beschäftigt und hat auch seinen Spaß.
Und es sind drei schöne Kombis aus BODY 2 BRAIN CCM® und Rechts-links-Stimulation.
Also doppelte Wirkstoffdosis für deine Nerven.

Handbewegungen führen in deinem Gehirn zu der wichtigen Erkenntnis, handlungsfähig zu sein und die Sache – spielerisch – im Griff zu haben.

Solche Erkenntnisse helfen gegen traumabedingte Ohnmachtsgefühle, Niedergeschlagenheit, Mutlosigkeit.
Lass dir jede Menge Geschicklichkeitsspiele für deine Hände einfallen: je mehr, desto besser – und desto geschickter wirst du auch, mental Trauma & Co. und belastende Erinnerungen daran auszuspielen.

Übung 6

Aufwärtsbewegung

Kopf hoch

Eine super schöne Übung! Und sooooo
einfach!
Bewege deinen Kopf ein klein wenig in
Richtung aufwärts.
Kinn hoch. Nase hoch.
Atme ruhig und tief ein und dabei:
Kopf hooooch.
Die Augen und dein Blick gehen dabei
automatisch mit.
Ein wenig Kopf hoch geht immer.
Deine Halswirbelsäule macht diese kleine
Streckbewegung gerne mit.
Kopf hoch!
Dadurch kannst du auch besser durchatmen,

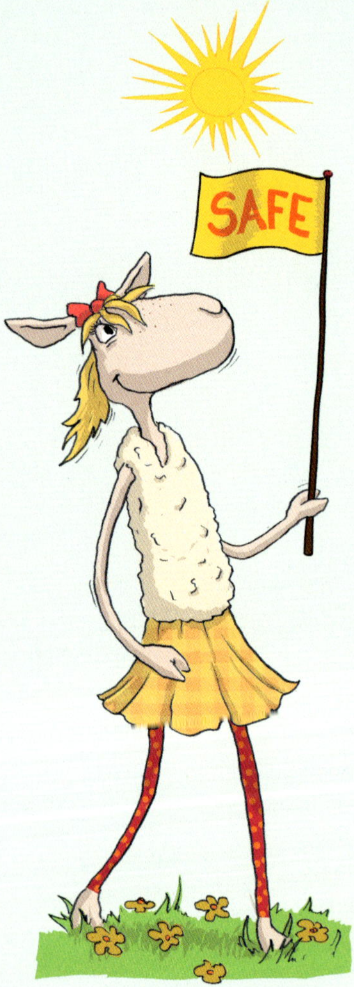

Kopf hoch ist eine wunderbare Übung für Selbstwirksamkeit.

Aufwärtsbewegung

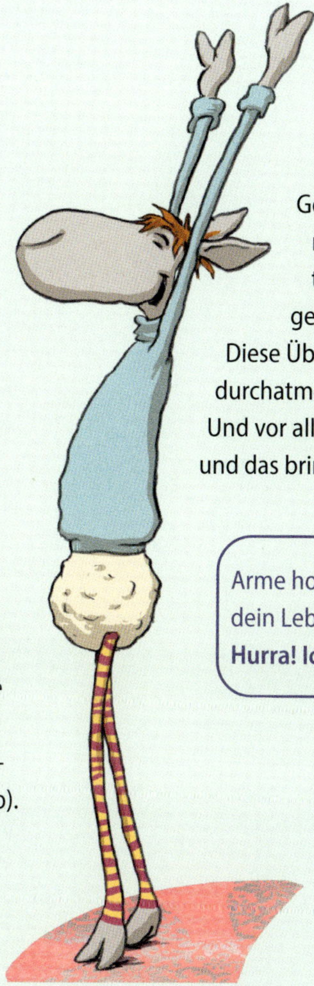

Hurra – Arme hoch

Ein bisschen Arme hoch
muss sein.
Bitte mit Schwung!
Arme hooooch!
Und gleich noch mal!
Je höher, desto besser.

Solltest du aus irgendwelchen Gründen deine Arme gerade nicht bewegen können:
Stell es dir vor!
Auch der bloße Gedanke an eine Bewegung hat bereits eine positive Wirkung.
Erinnere dich an den Carpenter- und Kohnstamm-Effekt (Seite 10).

Gehe auch mal ein paar Schritte mit »Arme hoch«. Das macht ein tolles Gefühl für mehr Gleichgewicht.
Diese Übung lässt dich auch besser durchatmen.
Und vor allem: Dadurch wirst du größer und das bringt dir ein Gefühl von Würde!

Arme hoch mit Schwung verändert dein Lebensgefühl sofort positiv!
Hurra! Ich lebe! Hurra!

Übung 6

Aufwärtsbewegung

Hochhüpfen

Immer, wenn wir uns freuen, hüpfen wir.
Na ja, wenigstens früher – als Kind.
Hüpfen ist eine kinderleichte Kinderübung.

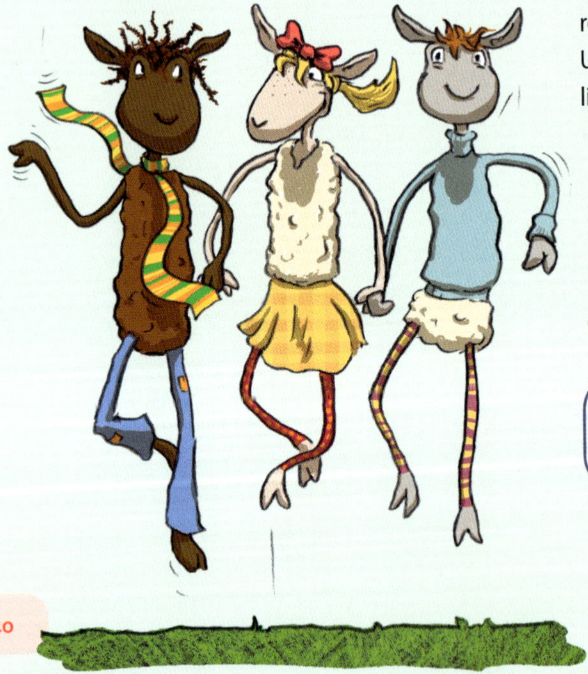

Ein bisschen in die Knie gehen.
Einatmen.
Und nun ein kleiner Hüpfer in die Luft.
Hops! Na, geht doch!
Und jetzt ein kleiner Hüpfer mit dem rechten Bein.
Und jetzt ein kleiner Hüpfer mit dem linken Bein.
Und noch mal rechts! Und noch mal links!
Du weißt schon: wegen des Rechts-links-Rhythmus.
Und jetzt: ein Riesen-Hupf!
Was die jungen Massai in Afrika können, das kannst du auch. Irgendwie.

Hochhüpfen macht Lebendigkeit.
Ein Hoch aufs Leben!

Warum »Kopf hoch«, »Hurra – Arme hoch« und »Hochhüpfen« hilft

Schon kleine Schäfchen üben Hochhüpfen, Vogelküken üben Flügel hoch als Vorbereitung auf das spätere Leben.
Auch dein Körper liebt alle Aufwärtsbewegungen. Das macht ihm Freude, und genau das signalisiert er auch deinem Gehirn:
Es geht aufwärts. Das wiederum führt – natürlich – auch in den Emotionsarealen zu entsprechenden positiven Gefühlen und zur Produktion positiver Neurotransmitter. Das Kleinhirn macht auch wieder mit, der Koordination wegen.
Übrigens hast du als Baby deine ersten Schritte strahlend mit erhobenen Ärmchen gemacht – mehr Gleichgewicht, mehr Spaß.

Aufwärtsbewegung ist eine wertvolle Alles-gut-Lebensgefühl-Übung.

In Untersuchungen wurde bewiesen:
Die Fahrt nach oben auf einer langen Rolltreppe macht die untersuchten Personen zu besseren Menschen – sie reagierten danach großzügiger auf die Bitte um eine Spende.
Du brauchst für deine Verbesserungen keine Rolltreppe. Dein Körper und dein Geist haben genug Aufstiegsmöglichkeiten.
Für kleine oder große, Hauptsache häufige Aufwärtsbewegungen wird sich dein Körper bei dir bedanken und erst recht dein Gehirn.
Und besonders deine Amygdala.

Alle Aufwärtsbewegungen machen dich zuversichtlich, gut gelaunt und bringen dich nicht nur körperlich, sondern auch gedanklich und emotional in Schwung.

Übung 7

Brust und Rücken stabilisieren

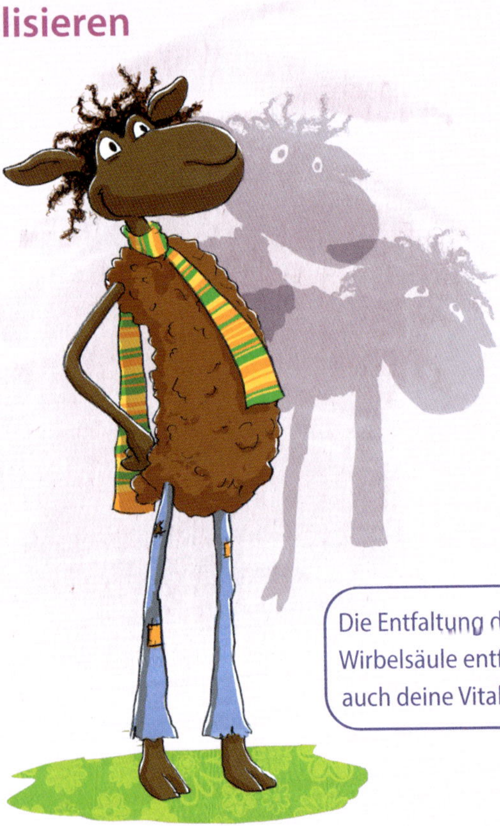

Wirbelsäule entfalten

Ob du's glaubst oder nicht:
Das konntest du schon als
Neugeborenes.
Das war deine erste große Bewegung bei deiner Geburt: den
Rücken dehnen und strecken.
Entfaltung pur!
Mach mal das Gegenteil,
um diesen Genuss zu spüren:
Krümme dich zusammen, mach
dich ganz klein.
Und nun hole tief Luft – atme ein.
Richte dich dabei auf.
Lasse Wirbel für Wirbel sich
entfalten.
Auch dein Brustbein streckt sich
und dein Brustkorb wird weit.
Dehne dich.
Aaaahhhh! Eine Genussexplosion!

Die Entfaltung deiner Wirbelsäule entfaltet auch deine Vitalität.

Übung 7

Brust und Rücken stabilisieren

Rücken drücken

Noch so eine einfache und schöne Stärkungsmöglichkeit!
Such dir eine Wand oder ein Sitzmöbel.
Stelle dich ganz nah hin oder setze dich ganz gerade drauf.
Und nun drücke mit deinem Rücken etwas dagegen.
Sanft. Oder fest.
Wie es dir gefällt.
Das geht bei vielen Gelegenheiten – sogar beim Autofahren, wenn die Ampel auf Rot steht.
Du kannst auch mit einer Hand oder mit beiden Händen von hinten deiner Lendenwirbelsäule einen ermutigenden Händedruck geben.

Rücken drücken befriedigt dein emotionales Anlehnungsbedürfnis und macht dich präsent.

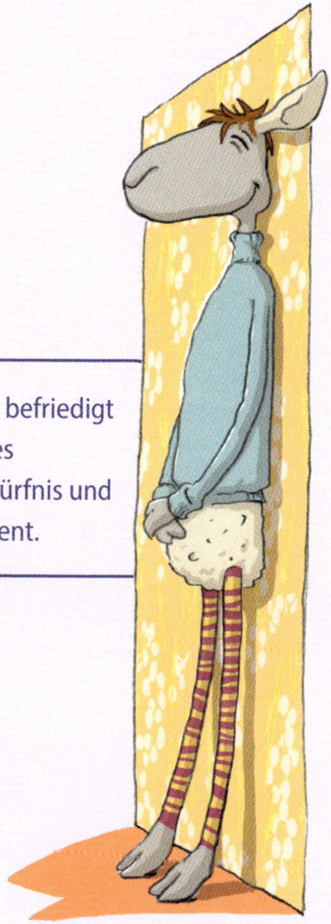

Übung 7

Brust und Rücken stabilisieren

Sich wälzen

Viele Vierbeiner machen das: sich wälzen.
Manchmal aus Genuss und Lebensfreude.
Manchmal, um ihre Haut mit einer schönen Schutzschicht zu versorgen.
Das kannst du auch.
Morgens im Bett: Drehe und wälze dich hin und her.
Genussvoll.
Von links nach rechts und von rechts nach links.
Beim Sport auf deiner Gymnastikmatte.
Oder im Sommer einfach auf der grünen Wiese.
Im Winter im Schnee.

Sich hin und her wälzen gibt deinem Körper und deinen Gefühlen feste Kontur und gute Begrenzung. Und macht gute Laune.

> Kreatives Sich-hin-und-her-Wälzen ist eine körperlich und emotional wertvolle Schutzschicht gegen drohende Trauma-Erinnerung.

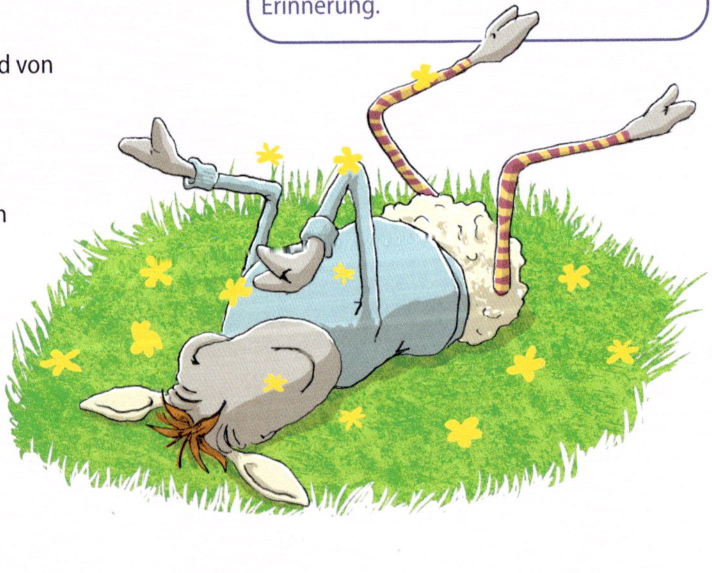

Warum »Wirbelsäule entfalten«, »Rücken drücken« und »Sich wälzen« hilft

Diese Übungen sind sehr komplexe Bewegungsabläufe für deinen Körper und dein Gehirn.
Viele große Muskelgruppen sind daran beteiligt und natürlich die entsprechenden Nerven. Nicht nur dein Großhirn ist mit der Organisation dieser Abläufe beschäftigt, sondern auch die Koordinationsfunktion deines Kleinhirns.
Für andere Gehirnabteilungen, in denen Grübeln und Sich-Sorgen-Machen stattfinden, bleibt da wenig Energie übrig.
Die sind dadurch zum Glück unterversorgt.
Es sind kraftvolle Bewegungsabläufe, und dieses Kraft-Erlebnis wird von den Nerven auch an das Gehirn weitergeleitet mit dem Ergebnis positiver Gefühle und hilfreicher Neurotransmitter.
Durch die Übungen entstehen gute Berührungserlebnisse, die von den Hautnerven dem Gehirn ebenfalls gemeldet werden mit entsprechender Hormonproduktion.
Endorphine, die euphorisierend und schmerzlindernd wirken, werden bei alldem ebenso produziert wie Oxytocin, das vertrauensbildend und beruhigend wirkt.

Brust und Rücken durch ein Körperritual stärken ist eine gute Vorsorge und eine wirksame Nachsorge bei Belastung und Trauma.
Du kannst dich wie ein siegreicher Ritter in einer magischen Rüstung fühlen!
Oder wie eine machtvolle Kriegerin.

Übung 8

Gute Berührung

Hand aufs Herz

Einfacher geht's fast nicht mehr:
Lege deine Hand auf deine Herzgegend.
Du weißt schon: linke Brusthälfte.
Nun streichle ganz zart über deine Herzgegend.
Dann kannst du deine Hand wieder freundlich auf deinem Herzen ruhen lassen.
Lass die beiden nun ein wenig miteinander sprechen.
Und vor allen Dingen: einander spüren.
Dein Herz spürt deine freundliche und handlungsfähige Hand.
Und deine Hand spürt dein lebendiges Herz.

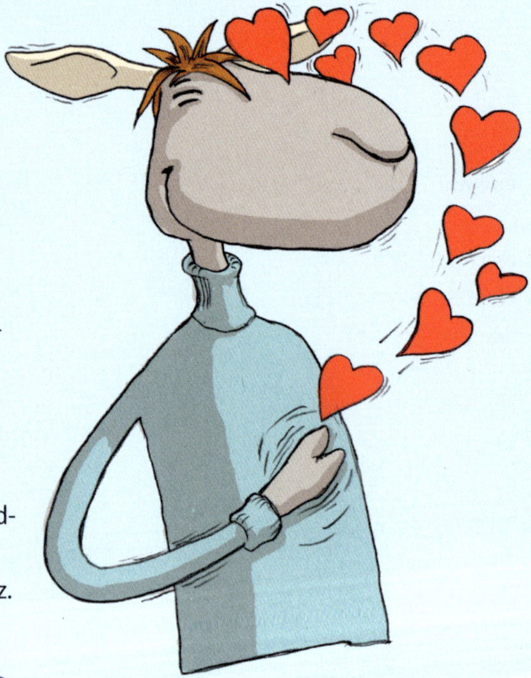

Deine Hand auf deinem Herzen hat eine beruhigende Wirkung: Du spürst dein Leben. Wie schön! Was für ein Glück!

Übung 8

Gute Berührung

Umarmung macht im Gehirn und im Körper ein Gefühl der Geborgenheit. Umarmung gibt Sicherheit und neue Kraft.

Umarmung

Weit und breit kein Mensch, der dich umarmt? Egal! Macht nichts!
Diese schöne Geste geht auch im Selbstversuch.
Lege einfach einmal sanft beide Arme um deinen Oberkörper.
Du kannst dich dabei leicht hin- und herwiegen.
Du kannst auch kleine Umarmungen machen:
Umschließe sanft mit deiner rechten Hand dein linkes Handgelenk.
Oder mit beiden Armen deine Knie.
Oder deinen Kopf und Nacken.
Maxi-Umarmungen oder Mini-Umarmungen.

Denk daran, falls dir einmal ein geschockter Mensch begegnet: Du könntest ihn mit deiner Umarmung wärmen und beruhigen.

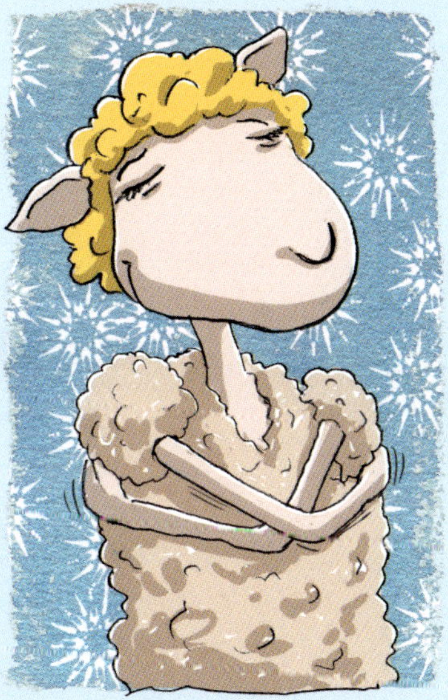

Übung 8

Gute Berührung

Streicheln und Wischen

Das ist sehr hilfreich:
zart mit deinen Händen über deinen Körper streichen.
Besonders über Bereiche, die unter Trauma-Schmerz leiden.
Zarte und liebevolle Streicheleinheiten.

Oder etwas energischer streichen:
Als wolltest du etwas wegwischen oder säubern.
Trauma-Schmutz oder Belastungsbrösel.
Wisch es weg. Weg von deinem Körper.
Reinigung! Wisch und weg!

Damit kannst du natürlich auch anderen verletzten Menschen helfen.

Zartes Heil-Streicheln im Wechsel mit Wisch-weg-Berührung ist wie ein Frühjahrsputz für deinen Körper, deine Gefühle und dein Gehirn.

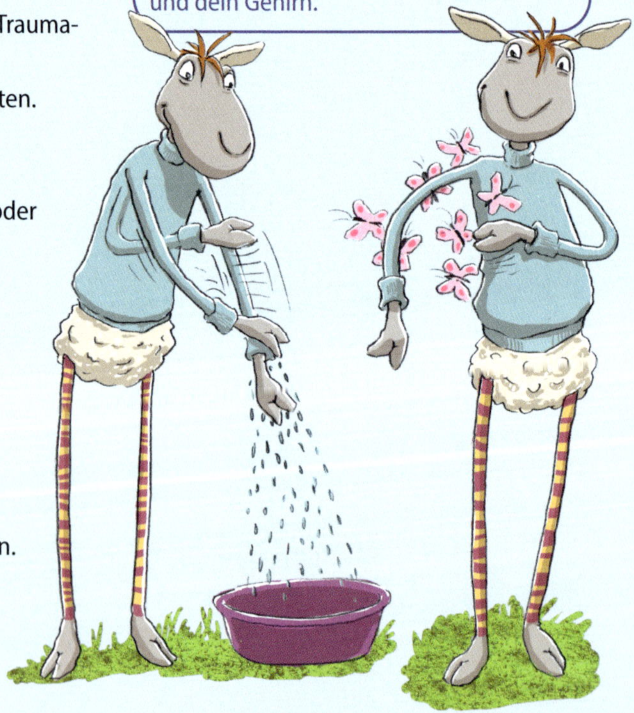

Warum »Hand aufs Herz«, »Umarmung« und »Streicheln und Wischen« hilft

Liebevolle Berührungen sind lebenswichtig. Besonders und gerade bei Belastung, nach Schock und Trauma.
Alle guten Mütter wissen: Freundliche und empathische Berührung tröstet, beruhigt und beschleunigt den Heilungsprozess.
Die unter der liebkosten Haut liegenden Hautnerven leiten dieses Erlebnis voller Begeisterung weiter an dein Großhirn. Dort wird dieser Reiz analysiert und genauso begeistert allen anderen Gehirnbereichen mitgeteilt, mit dem Ergebnis: Produktion guter Neurotransmitter, unter anderem wieder die wertvollen Endorphine mit der Folge vermehrter Dopamin-Ausschüttung und das wichtige Oxytocin mit den Funktionen Liebe, Vertrauen und Beruhigung.
Gute Berührungen speziell im Bereich des Nackens, der Brust- und Herzgegend und des Bauchs sind ein starkes Schmerz- und Beruhigungsmittel. Denn diese Körperregionen werden auch vom Nervus vagus (X. Hirnnerv) innerviert, der seinen Ursprung im Hirnstamm hat. Im Hirnstamm sitzt auch ein Regulierungszentrum für Schmerz und Wachheit beziehungsweise Schlaf.

Schmerzhafte Körpererinnerungen kannst du durch gute Körperberührungen verblassen lassen. Selbstwirksamkeit pur!
Mit guten Körperberührungen kannst du bei dir wertvolle mentale Stabilisierung gegen Belastung, Trauma und schmerzhafte Erinnerungen bewirken.
Das Schlafen wird besser und die Träume werden schöner.

Übung 9

Kraft-Bewegung

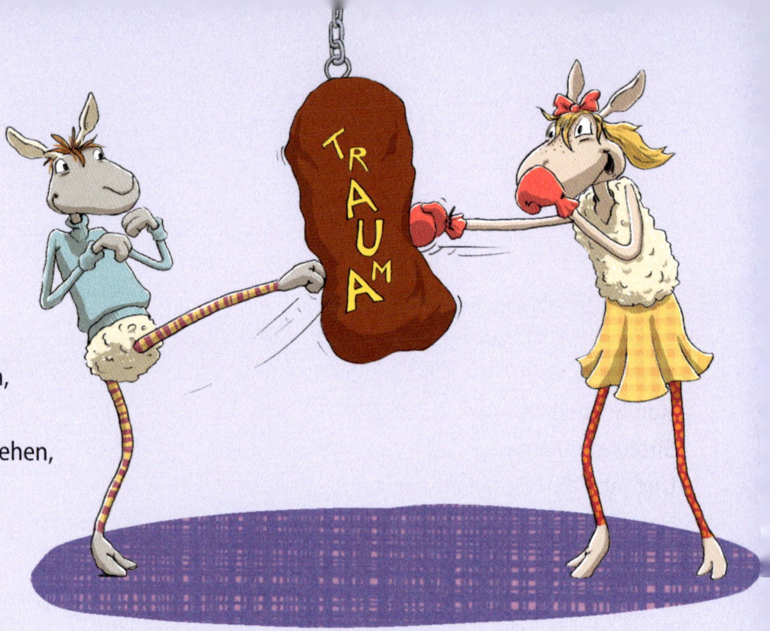

Boxen

Auch wenn du ein friedliebender Mensch bist:
Theoretisch weißt du schon, wie das geht: Boxen.
Aufrecht und breitbeinig stehen, locker in den Knien, leichte tänzelnde Schritte.
Deine Arme schützend vor deinem Oberkörper und deinem Gesicht.
Hände zu Fäusten geballt.
Und jetzt: ein schöner rechtsseitiger Boxhieb nach vorne. Bumm!
Und jetzt ein schöner Boxhieb mit links. Bumm! Geht doch!
Nur keine Hemmung! Einem Trauma darf man ruhig eins auf die Nase geben.
Rechts! Links!
Und wenn du schon dabei bist: Mit den Beinen könntest du es auch versuchen.
Kickboxen als Wettkampfdisziplin gegen Trauma und Co.

Box-Bewegung gibt ein Gefühl von Kraft und Selbstwirksamkeit. Wow!

Übung 9

Kraft-Bewegung

Sing-Schreien

Dazu brauchst du keine schöne Stimme.
Hauptsache, überhaupt eine Stimme – die hast du ganz bestimmt.
Nun hol mal tief Luft – am besten mit der Strohhalm-Atmung.
Und jetzt Mund auf und raus mit dem Ton:
Ha! Hey! Hi! Ha! Ho! Hu!
Wiege deinen Oberkörper dabei hin und her (bilaterale Stimulation).
Ha! Hey! Hi! Ha! Ho! Hu!
In tiefer Tonlage: Ha! Hey! Hi! Ha! Ho! Hu!
In hoher Tonlage: Ha! Hey! Hi! Ha! Ho! Hu!
Wenn's geht, schön laut.
Ha! Hey! Hi! Ha! Ho! Hu!
Vielleicht magst du auch im Takt dazu boxen, stampfen oder in die Hände klatschen:
Ha! Hey! Hi! Ha! Ho! Hu!

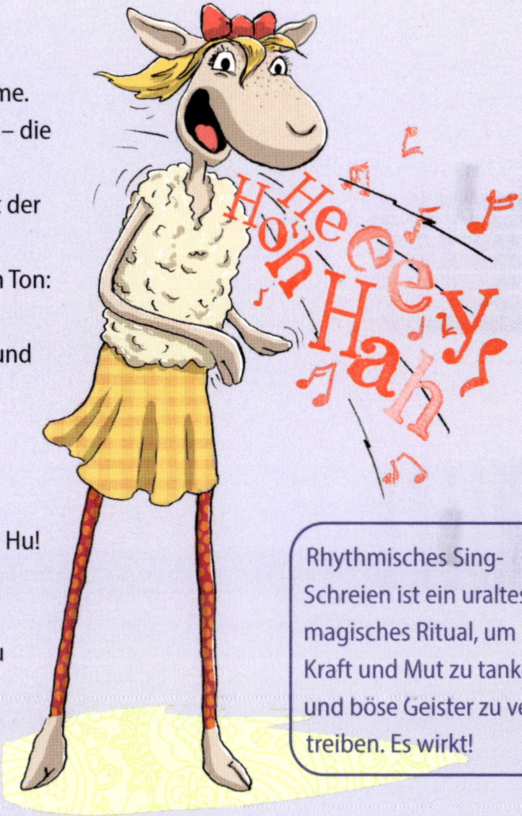

Rhythmisches Sing-Schreien ist ein uraltes magisches Ritual, um Kraft und Mut zu tanken und böse Geister zu vertreiben. Es wirkt!

Übung 9

Kraft-Bewegung

Brust klopfen

Tarzan hat's gemacht.
Gorilla-Männchen machen es.
Gelegentlich auch erwachsene Menschen vor lauter Begeisterung und Stolz.
Besonders wichtig ist es aber nach Belastung, Verzagtheit und Unsicherheit.
Kopf ein wenig hoch, dein Brustbein ein wenig aufrichten.
Mit deinen flachen Händen im Rechts-links-Rhythmus auf den oberen Teil deines Brustkorbs leicht klopfen.
Aber bitte mit Freude und Genuss!
Den Brustkorb klopfen.
Das geht im Stehen und im Sitzen.
Und im Liegen – schon morgens im Bett.

Beim Brustklopfen entsteht eine mentale Haltung, die sogar einem Trauma Respekt einflößt: Hau bloß ab!

Brust klopfen.
Und vielleicht dazu noch
Sing-Schreien? Wow!

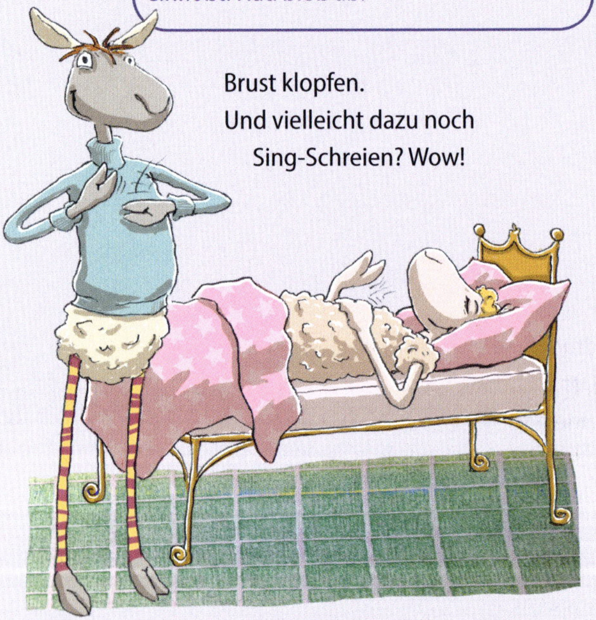

Warum »Boxen«, »Sing-Schreien« und »Brust klopfen« hilft

Das sind lauter lustige Kraftmeier-Übungen, noch dazu im Rechts-links-Rhythmus. Sämtliche Gehirnbereiche machen voller Begeisterung mit.
Dein Großhirn kümmert sich um die Bewegungen und den »Gesang«.
Dein Kleinhirn übernimmt die Verantwortung für Rhythmus und Koordination.
Und in deinem Zwischenhirn werden dabei viele Freude-Hormone gebildet.
Das wiederum übt im Hirnstamm guten Einfluss aus auf deinen Herzschlag, deinen Blutdruck, deine Atmung – alles stabilisiert sich.
Der wichtige Vagusnerv, der dein Herz mit einem ruhigen Herzschlag-Rhythmus versorgt, ist sehr dankbar für diese Übungen.
Und dein Mandelkern – die Amygdala – kann sich entspannen: Sie analysiert das Ganze als pure Lust mit dem schönen Ergebnis: Deine emotionalen Areale jubilieren.

Das ist Leben pur! Das Gegenteil von Freeze! Das ist wie Haka-Tanzen* – mit entsprechender Wirkung.

Kraftvolle Bewegungen deines Körpers, deiner Kehle und deiner Stimmbänder stärken dein Lebensgefühl und deine Selbstwirksamkeit.

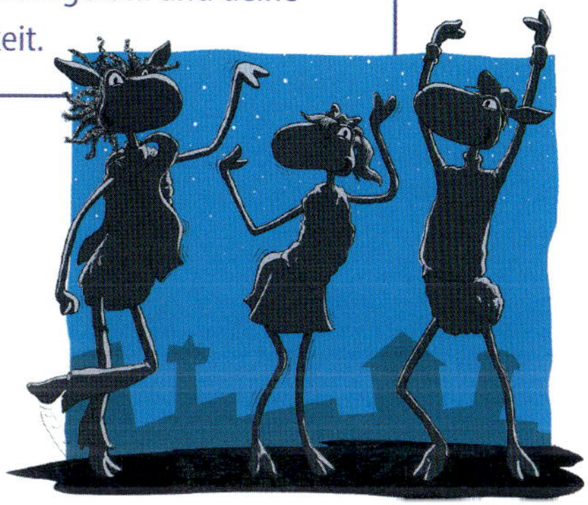

* Haka: ritueller Tanz der Maori, der Ureinwohner Neuseelands – gehe dazu mal auf YouTube!

Noch ein paar Trainingsideen für Überlebens-Heldinnen und -Helden

(Dein Gehirn liebt Stärkungsprogramme wirklich sehr)

- Registriere deine Fortschritte (und nicht deine Niederlagen).
- Lobe und anerkenne dich für deine Fortschritte – immer!
- Sammle gute Erinnerungen.
- Schau dich nach Schönheit um, besonders in der Natur.
- Singe fröhliche Lieder – oder höre sie dir wenigstens an.
- Gönne deiner Nase möglichst oft dir angenehme Gerüche – das beruhigt und ist schmerzlindernd.
- Mache, wenn möglich, Scherze oder lache irgendwie – oft und viel.
- Schlafe ausreichend.
- Lies Heldengeschichten.
- Pflege Freundschaften und suche hilfreiche Menschen.
- Sprich ermutigende und tröstliche Worte zu dir – immer wieder – wie ein Mantra.
- Meditiere oder mache eine kleine Metta-Meditation mit BODY 2 BRAIN CCM® (siehe nächste Seite).

Eine Mini-Liste für Alles-gut- / Anti-Trauma-BODY 2 BRAIN CCM® Übungen findest du in zahlreichen Sprachen auch unter https://traumafirstaid.wordpress.com (Idee und Realisierung durch Anni Sauerland, unter Mitwirkung der Kunsttherapeutin Kathrin Sauerland und vieler Übersetzerinnen und Übersetzer).

Vor allem: Stell dir dein Lieblingsprogramm zusammen, lass dabei auch deinen Körper mitreden – er weiß schon, was ihm guttut!

Metta-Meditation* und Alles gut BODY 2 BRAIN CCM® Übung

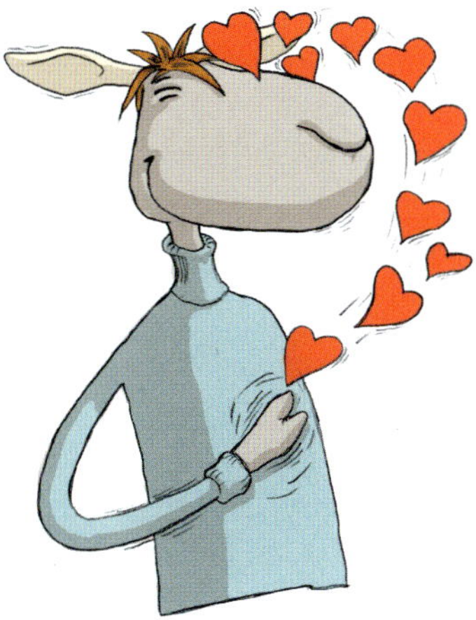

Lege deine Hand auf deine Herzgegend.
Atme ruhig und gleichmäßig.
Wiege dich dabei langsam und sanft hin und her.
Sprich die Worte – laut oder in Gedanken:

- Möge ich sicher sein.
- Möge ich gesund sein.
- Möge ich in Frieden leben.
- Möge ich freundlich zu mir sein.
- Möge ich mich anerkennen.
- Möge ich Lebenskraft haben.
- Möge ich leicht durchs Leben gehen.

Mache diese Übung morgens beim Aufstehen und abends, bevor du einschläfst. Und natürlich immer dann, wenn du glaubst, dass Unheil droht oder Erinnerungen dich belasten.

* Metta: Begriff aus dem Sanskrit für »Freundschaft«, »liebende Güte«.
Forschungen haben gezeigt, dass regelmäßige Metta-Meditation zu mehr positiven Emotionen und Wohlbefinden führt. Vor allem scheint die Plastizität des Gehirns davon zu profitieren. (Siehe dazu die Untersuchungen von Tania Singer, Neurowissenschaftlerin und ehemalige Direktorin der Abteilung für Soziale Neurowissenschaft am Max-Planck-Institut für Kognitions- und Neurowissenschaften in Leipzig.)

BODY 2 BRAIN Erste-Hilfe-Koffer für (lebens-)gefährliche Momente

Du kennst das vielleicht aus eigener leidvoller Erfahrung, wenn dich Flashbacks und Dissoziation wieder mal besuchen: Gedanken und Impulse mit vernichtenden Inhalten und der Gefahr von Kontrollverlust, Zerstörung, Selbstverletzung. Ganz schlechte Idee! Tu dir nichts an! Und anderen auch nicht! Neurophysiologisch ist es nur eine vorübergehende (!) Kommunikations- und Transportstörung zwischen zentralen Strukturen im Gehirn, u.a. der Nebenniere und deren Neurotransmittern und Neuromodulatoren.

- Gib lebensgefährlichen Gedankenmonstern aus der Trauma-Abteilung keine Chance!
- Realisiere, dass auch diese Sonnenfinsternis nur von kurzer Dauer ist.
- Trete sofort mit aller Kraft auf dein Affekt-Bremspedal.
- Um dann gleich gezielt gegenzusteuern!

Diese kleinen BODY 2 BRAIN Übungen helfen dir, in der Spur zu bleiben:

- Wenn du stehst: Bleib stehen, schön breitbeinig. Wenn du sitzt: maximal stabil, mit dem ganzen Po komplett auf der Sitzfläche, Füße auf dem Boden.
- Atme langsam ein und langsam aus, beobachte dabei den Weg des Luftstroms.
- Lege deine Hand auf deine Herzgegend, spüre deinen Herzschlag und deine Körperwärme.
- Umfasse mit der einen Hand jeweils das Handgelenk deiner anderen Hand, vielleicht kannst du dabei deinen Puls spüren.
- Lege deine Hände rechts und links fest auf deine Knie, spüre deine Kniescheiben, bewege sie ein wenig hin und her.
- Oder: Falte deine Hände und lass deine Finger deutlich einander spüren.
- Balanciere in Gedanken eine große Krone auf deinem Kopf und richte dabei deine Wirbelsäule auf.

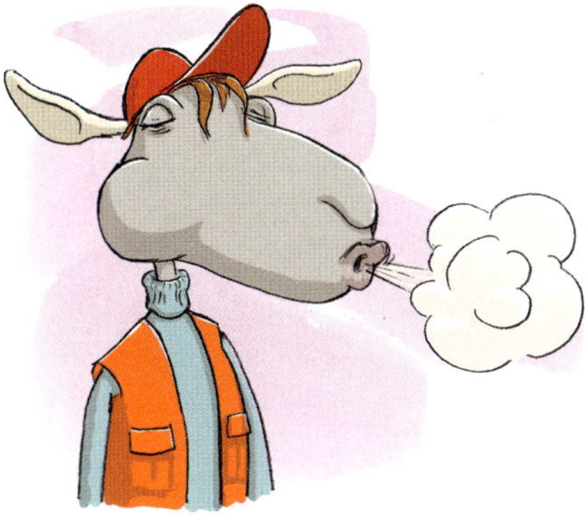

Wie und warum dir diese Übungen helfen

Selbst wenn du komplett außer dir bist: Atmen geht immer, denn atmen musst du sowieso – das ist ein Lebensreflex. Der ruhige Atemrhythmus beruhigt dein vegetatives Nervensystem, und die Sauerstoffversorgung im Gewebe – auch in dem des Gehirns – wird besser. Außerdem kannst du beim vertieften Atmen weder schreien noch sonst wie auffällig werden. Deine Hände bekommen sinnvolle Aufgaben, statt zuzuschlagen. Denn deine Berührung verschiedener Körperstellen bringt dich erst körperlich, dann emotional wieder in Verbindung mit dir. Über Nervenbahnen werden die sensorischen Reize dem Großhirn übermittelt. Dadurch geraten andere Hirnabschnitte wie die aufgeregte Amygdala ins Hintertreffen. Und Stabilisierungsübungen im Sitzen und im Stehen verhelfen – auch wieder über die Reizleitung der Nerven – zu emotionaler und mentaler Stabilisierung.
Das Denken setzt wieder ein. Und die Vorstellung einer Krone auf deinem Kopf führt automatisch zu einem leichten Sich-Aufrichten deines Körpers. Ergebnis: Überblick, Selbstachtung und spürbare Würde.

> Das Angebot und vor allem das sofortige Ausführen von beruhigenden Haltungen, Atmen und Berührung verhindern Ausraster.
> Über Körperstabilisierung entsteht Denk- und Handlungsstabilisierung.

Alles gut?

Du hast vielleicht Schlimmes und Unvorstellbares erlebt und glaubst, dass nichts mehr gut werden kann?
Gib ja nicht klein bei!
Glaube an deine Fähigkeiten!
Sorge gut und regelmäßig für dich.
Schütze dich durch Übungen wie BODY 2 BRAIN CCM® oder ein Mentaltraining, das dir gefällt.
Und vor allen Dingen: Hole dir bei Bedarf professionelle Hilfe.
In vielen Städten gibt es Telefonseelsorge, Traumaambulanzen, Traumatherapeutinnen und Traumatherapeuten (ein Therapeutenverzeichnis findest du unter www.emdria.de).

Du selbst kannst viel für dich bewirken.
Mit kleinen Zwischenetappen wirst du dein Ziel erreichen.

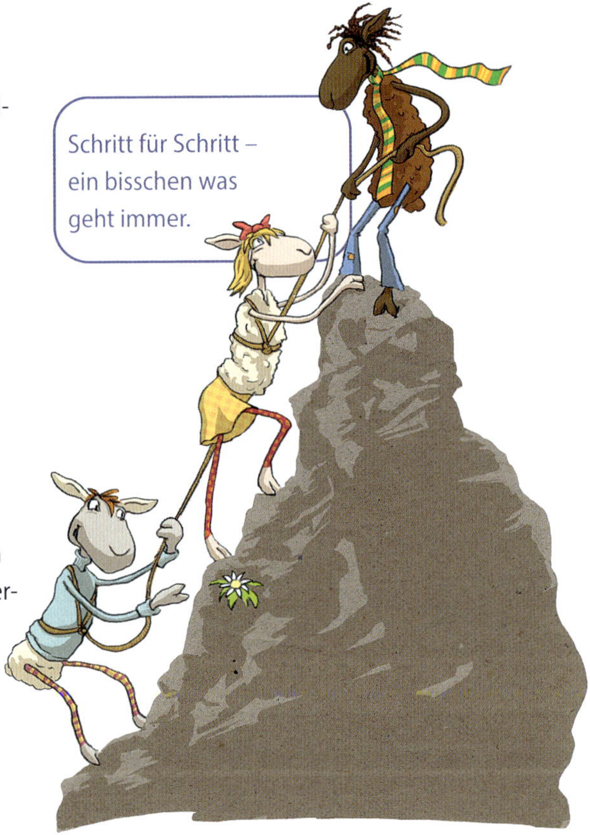

Mantras und Glaubenssätze für dich:
Du hast die Fähigkeit zur Heilung in dir!
Glaube an dein gutes Gelingen.

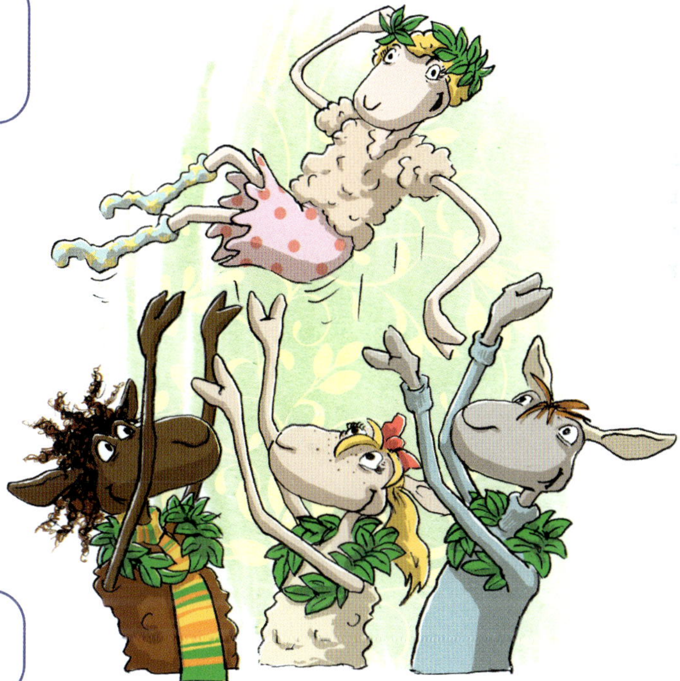

Orientiere dich an denjenigen Menschen, die es vor deiner Zeit und vor dir geschafft haben, Belastung, Schreck und Trauma zu überwinden. Lass dich von ihrer Geschichte ermutigen und füge deine Überlebensstory hinzu.
Die vier Gute-Laune-Schafe Oscar, Emily, Willy und Marie lassen dich am Ziel hochleben – mit dem Lorbeerkranz der Sieger!

LEBE HOCH! LEBE GUT! LEBE!

Zur Autorin

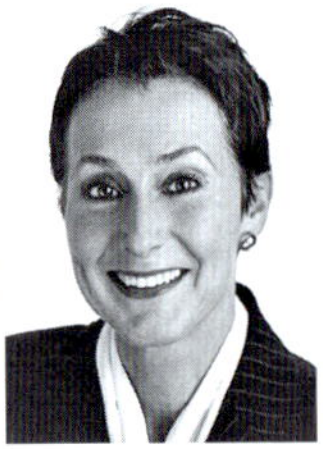

© Beatrix Heiloway

Dr. med. Claudia Croos-Müller ist Fachärztin für Neurologie, Nervenheilkunde und Psychotherapie in eigener Praxis und ehem. Chefärztin am RoMed Klinikum Rosenheim. Sie ist Europa-zertifizierte EMDR-Therapeutin und Traumatherapeutin. Die von ihr entwickelte BODY 2 BRAIN CCM® Methode beinhaltet einfach erlernbare Körperübungen, die zu einer sofort spürbaren emotionalen Regulierung und Stabilisierung führen. Die Liebe zur Neurowissenschaft und ihren Patientinnen und Patienten waren der Beginn dieses Weges.
Mehr dazu unter www.croos-mueller.de.

Breitbeinig stehen und Rücken stabilisieren gibt Sicherheit – das hat die Autorin schon als Kind beherzigt.

Zum Illustrator

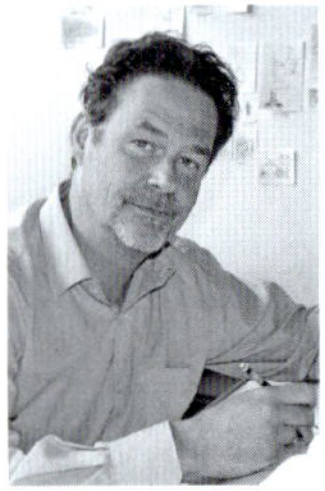

© Andrea Köhler

Kai Pannen studierte Malerei und Film in Köln. Seit 1990 arbeitet er als Illustrator und Trickfilmer. Ein Schwerpunkt seiner Tätigkeit ist die Buchillustration. Für den Kösel-Verlag zeichnete er u. a. sämtliche »kleinen Überlebensbücher« von Dr. Claudia Croos-Müller und *Olga*, welches unter seiner Regie als Trickfilm umgesetzt wurde. Kai Pannen lebt in Hamburg. www.kaipannen.de

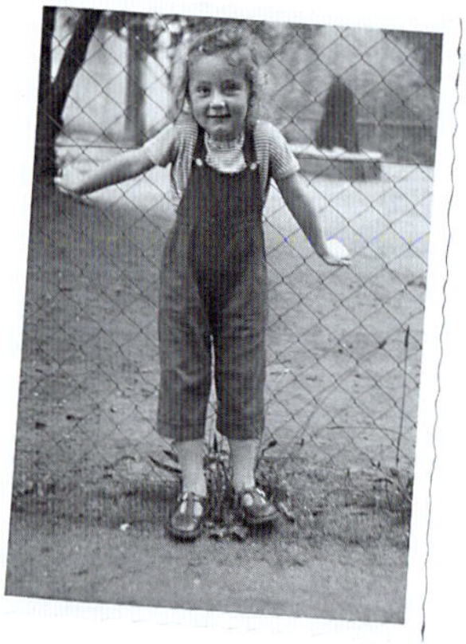

BODY 2 BRAIN CCM® ist eine eingetragene und geschützte Marke. **Eine wie auch immer geartete nicht private Nutzung bedarf ausdrücklich der vorherigen Zustimmung der Autorin (§ 4 MarkenG).**
Die Methode und die in diesem Buch vorgestellten Übungen können kein Ersatz für Diagnostik oder eventuell notwendige Therapien bei schweren Erkrankungen sein, sondern sind zur Ergänzung und Unterstützung in belastenden Lebenssituationen – auch bei physischen und psychischen Erkrankungen – gedacht. Sie dienen der Alltagsbewältigung und als vorbeugende Maßnahme im Sinne einer »Psychohygiene« und Selbstfürsorge, die jede Frau und jeder Mann in irgendeiner Form regelmäßig praktizieren sollte.
BODY 2 BRAIN CCM® wird von vielen Menschen und Institutionen nutzbringend angewandt und wurde in zahlreiche Sprachen übersetzt.

Unter www.croos-mueller.de findest du jeden Monat BODY 2 BRAIN CCM® Tipps und Impulse für deine psychomentale Stabilität und gute Lebensbewältigung.

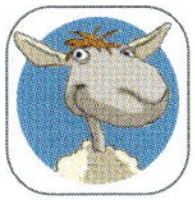

Ausgewählte Übungen für schwierige emotionale Momente in der kostenlosen App »Body2Brain«.

Danke!

- Natürlich dem widerstandsfähigen Ehemann Wilfried Müller,
- allen ÜberlebenskünstlerInnen,
- allen tapferen Männern und Frauen,
- allen Helferinnen und Helfern
- und dem Kösel-Team.

Memo

Hier kannst du deine Alles-gut-Ideen oder Lieblingsübungen, hilfreiche Telefonnummern oder Stärkungssätze notieren.

____

____

____

____

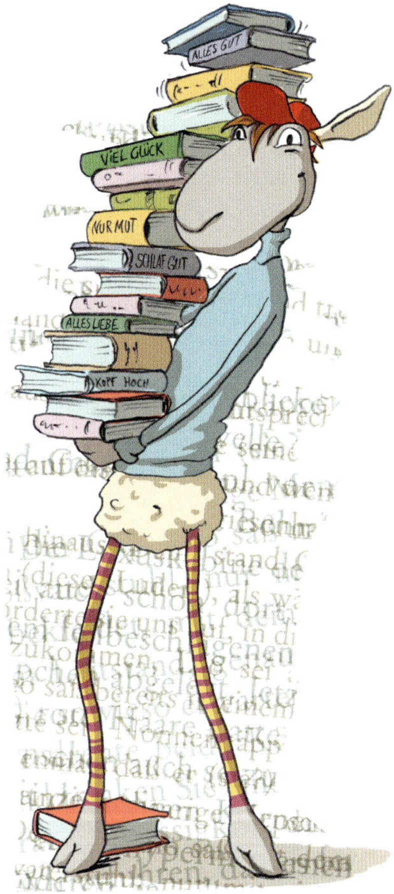

Lesetipps

Henderson, Julie: *Embodying Well-Being. Wie man sich trotz allem wohl fühlen kann*, AJZ Druck & Verlag

Huber, Michaela: *Der innere Garten. Ein achtsamer Weg zur persönlichen Veränderung*, Junfermann

Reddemann, Luise; Dehner-Rau Cornelia: *Trauma verstehen, bearbeiten, überwinden. Ein Übungsbuch für Körper und Seele*, Trias

Weitere kleine Überlebensbücher als große Hilfe für dich

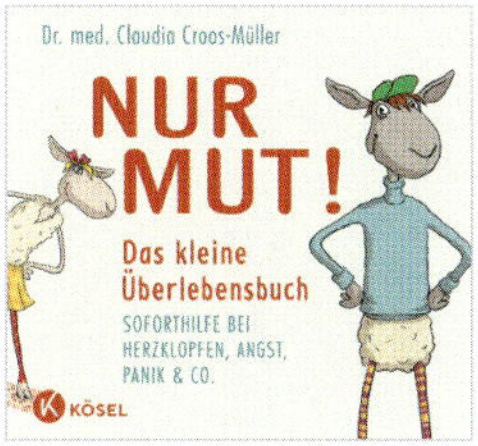

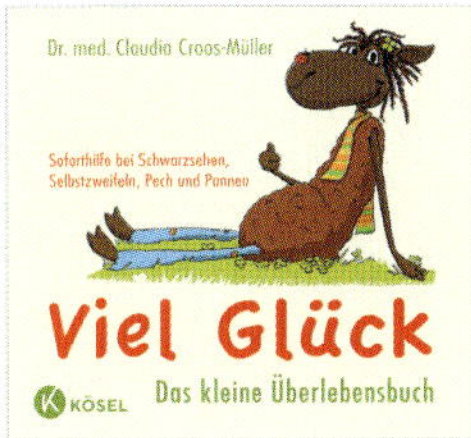

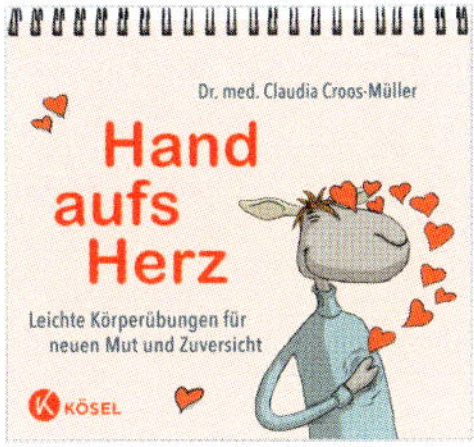

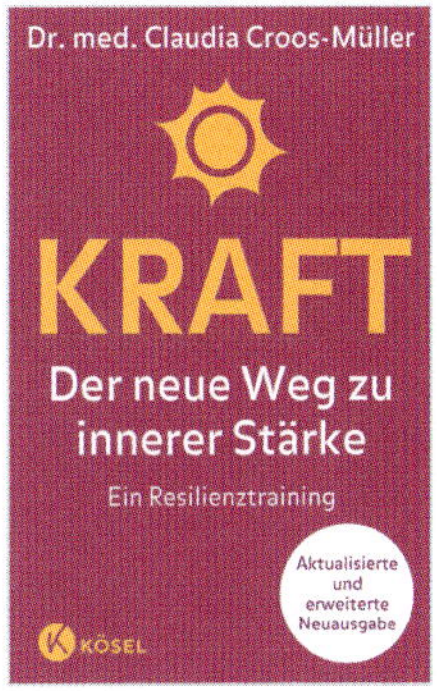

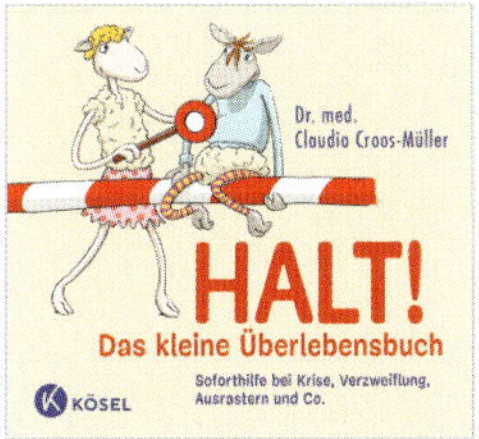

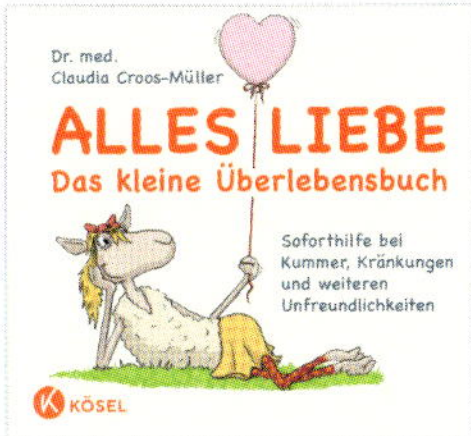

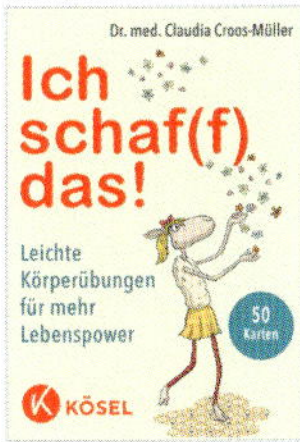

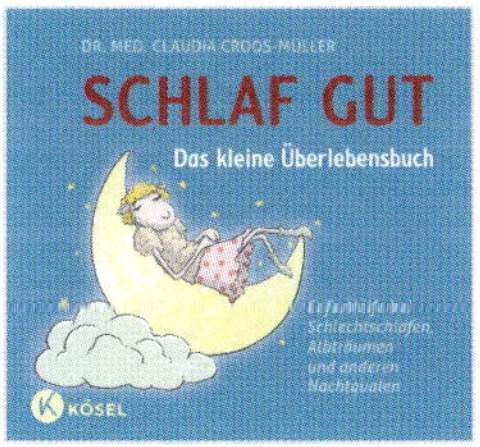

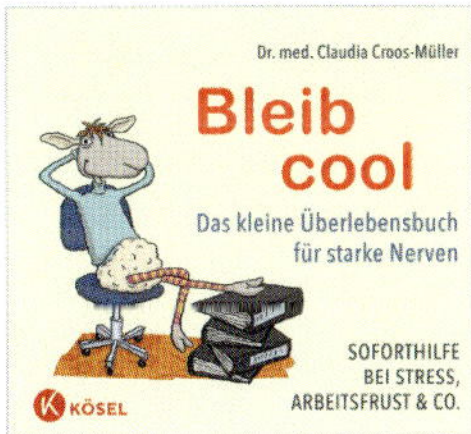

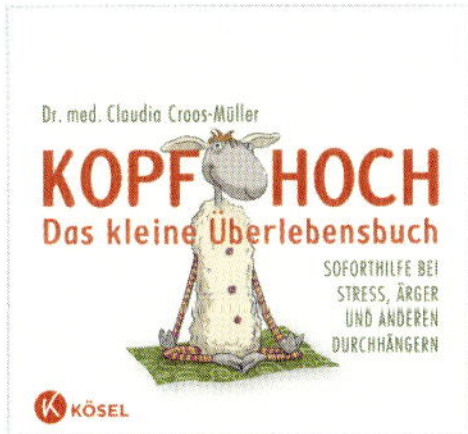

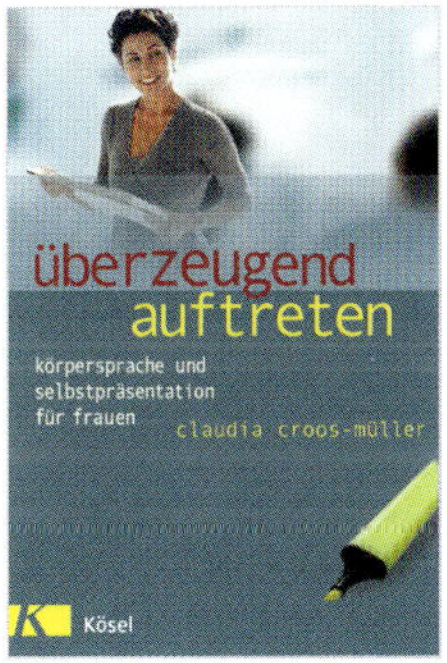

MIX
Papier | Fördert gute Waldnutzung
FSC® C011124

Penguin Random House Verlagsgruppe FSC® N001967

8. Auflage 2025

in der Penguin Random House Verlagsgruppe GmbH,
Neumarkter Straße 28, 81673 München
produktsicherheit@penguinrandomhouse.de
(Vorstehende Angaben sind zugleich Pflichtinformationen nach GPSR.)
Umschlag: Weiss Werkstatt München
Umschlagmotiv und Illustrationen: Kai Pannen, Hamburg, www.kaipannen.de
Layout und Satz: Nadine Clemens, München
Druck und Bindung: Mohn Media Mohndruck GmbH, Gütersloh
Printed in Germany
ISBN 978-3-466-34666-0
www.koesel.de

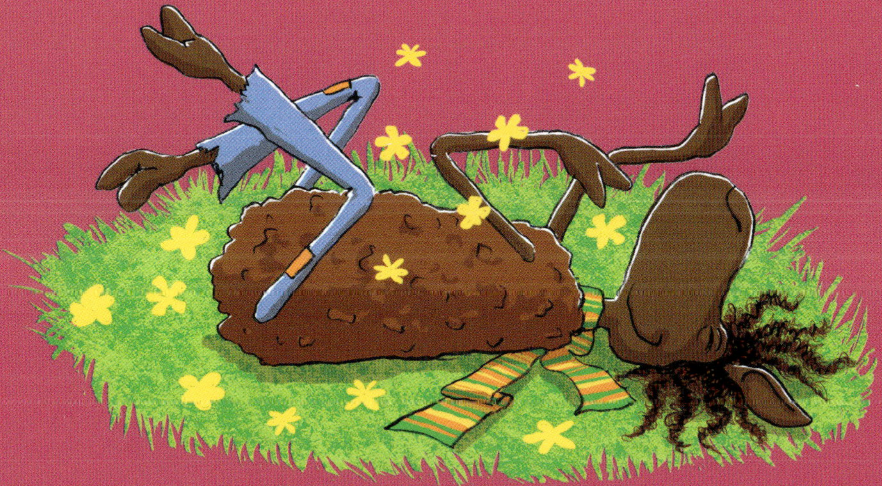